New Medical Manageme

誰もがぶつかる**仕事の悩み**にお答え

よくわかる

新人ナースの仕事のしくみ

先輩ナースが教える

本音のアドバイス

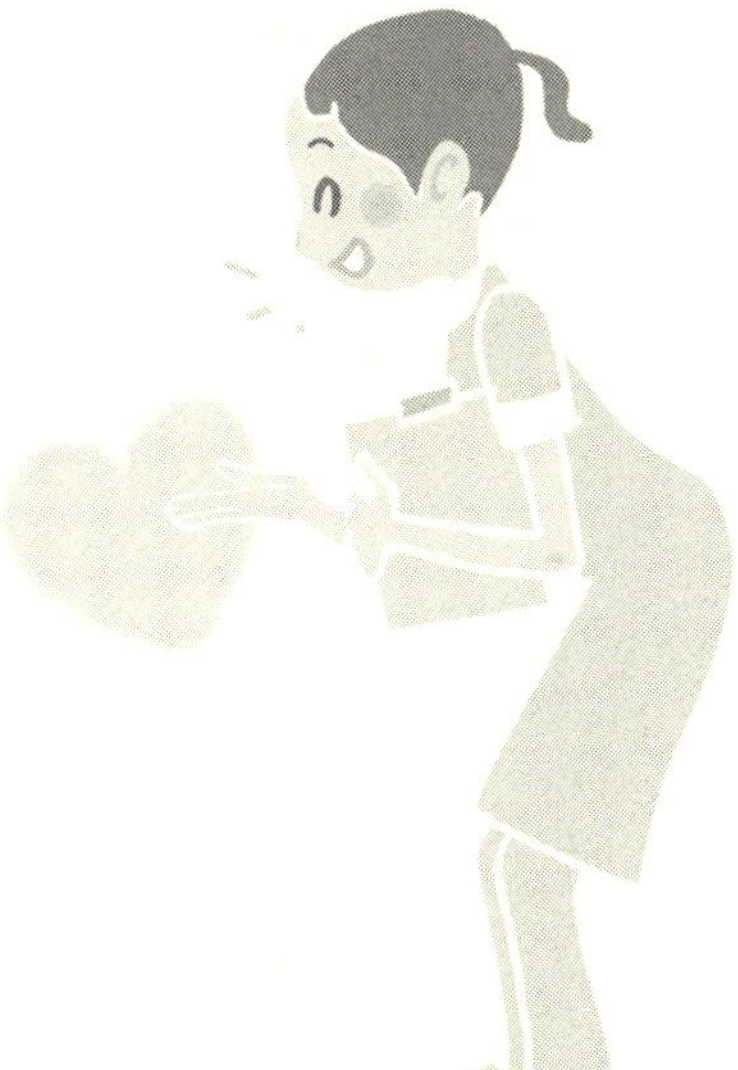

田川克巳著

Tagawa Katsumi

ぱる出版

はじめに——読んで面白く、活用してとっても濃い、新人ナース御用達本

取材を始めてから、結構な時間が流れました。その間、かつて何度となく入院経験のある自分の過去も少々記憶に蘇っても来ました。その上で現在の医療・看護にとって心、メンタルな部分の持つ意味の大切さがますます大きくなっていると感じました。おそらく、これからも医療の高度化は留まることなく進んでいくだろうからこそ、逆にぽっかりと空いた心への対応に特にナースの関心が高まっているのだと感じます。

また今回、特に印象を強くしたのは、ナースの方たちが自分たちの専門である看護の持つ独自性、その立ち位置はどこかを見つめ始めていることです。それはナイチンゲールの時からいちばん大切なテーマであり、今後その意味の重要性は高まるばかりでしょう。看護学生、新人ナースが訪問看護に強い興味を持つ理由もそこにあります。

本書は、新人ナースの方たちがいちばん知りたい「仕事術」をたっぷり紹介しています。さらに、ポイントといえる先輩・同僚・患者とのコミュニケーション術、新人ナースの悩み解決術、そして濃すぎる必読情報たっぷりの先輩ナースのぶっちゃけトークなど、読んで充実の中身に仕上げることができました。

本書を活用して、ぜひ荒波を乗り切って行かれんことを!

田川克巳

よくわかる新人ナースの仕事のしくみ　もくじ

第1章
悩まない新人ナースなんていない！

第2章 新人ナースの仕事のヒント

第3章 先輩・同僚とのコミュニケーションのコツ

第4章 できるナースが持つテクニック

第5章 患者さんとのコミュニケーション術

第6章 悩みを解きほぐすメンタルな技術

第7章 ナースに求められるマナー

第8章

先輩たちが贈る！悩み・転職・進学…成長のヒント

本文イラスト◇本山浩子

第1章

悩まない新人ナースなんていない！

1

新人ナースが抱える悩み

●できない、わからない、こなすので精一杯…私って、だめナースなの?

新人ナースが真っ先に落ち込む原因は、「え〜、できない!」、「これもできない」「あれもできないよ〜」なのです。

実際に、日本看護協会の2002年の「新卒看護師の看護基本技術に関する実態調査」でも、「基本的なベッドメーキング」「基本的なリネン交換」「呼吸・脈拍・体温・血圧を正しく測定」「身長・体重を正しく測定」の4つの技術に関しては、新人ナースの7割以上が「入職時一人でできる」としています。これに対して「心臓マッサージ」「ストーマケア」「止血の介助」などの23項目は「一人ではできない」と解答しています。ちなみに調査全項目は103です。

周囲が「最初の4つを7割以上の新人ナースが一人でできる」という事実を、「4つの基本が7割以上できればいいじゃないか」ととらえるか、「こんな基本すら3割近くができないのか」ととらえるのかで、新人ナースの置かれる状況はまったく違ってきます。

そもそも、この実態調査のような結果はなぜ、起きたのでしょうか。

まず、指摘されるのは、患者、家族の権利を擁護するという視点から、また、医療安全管理の面から、看護教育の場でかつてのような患者を対象とした実地の看護技術を修得する機会が制限されてきているからです。

さらに規則の改正で、看護基礎教育での実習時間が減っています。このようにはっきりした理由があるのに新人ナースの責任ばかりにされたのでは、たまったものではありません。

そればかりか、できない状態が続くまま、新人ナースの半数が入職2カ月で夜勤業務を始めている実態があります（同調査より）。できるという自信がないのに、夜勤を一人でやらなければならないストレスは、新人ナースが入職後1年で辞める（辞めざるを得ないほどストレスを抱える）大きな理由の1つです。

この調査のあとで演習を強化したある看護大学では、「できる」に変わった学生があきらかに増加しています。その大学では血糖値測定は自分自身で、採血は教員が指導して学生同士で行ないました。ともかく「できる」を増やすためには、看護教育を変えるしかないのです。

いまさら、そんなことをいっても遅い新人ナースのみなさんは、ともかく「自分はだめナースなんだ…」と勘違いしないようにしましょう！　知識があっても実地がない、これはたとえばドライビングスクールで講義だけしか受けていない状態。それが夜勤＝いきなり高速道路では、危なすぎです。医療事故の危険がいっぱいですね。

とにかく、どんどん、プリセプターや先輩に「これはどうしたらいいですか」「あれはこうやるのですか」と聞いてください。教えてもらってください。きちんと教えてもいないのにミスが起きたとしたら、上司の責任は大きいでしょう。ちょっとぐらい迷惑そうな顔をされても、しつこく聞きましょう。指導を受けましょう。そのかわり、先輩に少しぐらい叱られても、きびしくされても、落ち込んでいるヒマなんてない！の気持ちでいきましょう。

2 先輩ナースの心ないひと言が、つらい

●「そんなこともできないの?」「ホント、使えないんだから…」

新人ナースのユミコさんは患者への点滴を上手くできなかったとき、3年先輩のプリセプターに、あとで「あんた、そんなこともできないの?」と耳元でささやかれました。翌日は採血だったのですが、近くにいるその先輩が気になって、おどおどしてなかなかうまくできません。廊下に出たユミコさんの背中にキツイ一発、「あんた、ホント、使えないんだから」「もう、何カ月やってるの?」という先輩の声がします。

やさしい先輩たちとチームを組んで、苦しんでいる患者さんを助けたい、そんな夢を描いて入職したはずのユミコさんでしたが、いまは「私ってだめなんだ?」「ホントはナースに向かない人間だったのかな?」「このままこれが続いたら、いつか朝出てこれなくなっちゃうかも」と思いつめています。いちばん、悲しくてくやしいのは、病む人を看護するための職場に「どうして、他人がいちばん傷つくことを、耳元や背中から言う人がいるんだ!」ということです。そう思うとだんだん気持ちが怒りに変わってきます。

ナースの職場は男性ナースがだんだん入ってきているにせよ、ほとんどが女性という職場です。こういう職場環境は、それほどたくさんあるわけではありません。年齢が下の上司がいることが当たり前となっている企業社会と比べて、ナース社会の上下関係は職場歴何年だけが基準になり

ます。それだけ、「先輩はエライ」地位にいるといえますが、逆にいうと、きちんとした会社機構の序列で保障された地位ではないため、「さすが、先輩。採血がうまい！」といった権威化がないとけっこうしんどいのです。

さて、新人ナースのユミコさんはその後、どうなったのでしょうか。

実は二人の様子がおかしいことに主任が気づいていて、ユミコさんは主任と事情を話す機会を持つことができました。ユミコさんはありのままを話しました。その結果、主任は二人を分けたチーム編成に変えてくれたのです。その後、ユミコさんもだんだん、自分に自信が生まれてきたころ、職場の飲み会がありました。

そこで少し勇気を出してあの先輩に、「先輩、私ドジばかりで迷惑をかけて、すみませんでした。でもあれから努力して少しうまくなれました」と話しかけたのです。先輩は「う～ん、そうか。そういう時期だものね」と応えてくれました。酔ったせいもあって、ユミコさんは先輩と垣根なく話せたようです。それで先輩は心を開いて話をしてくれました。「私もチームでちゃんとできなくちゃって、気持ちが強くなりすぎてたと思う。ドジな後輩に足を引っ張られたくないって」。

その後、また二人は同じチームになりましたが、「先輩、これでいいですか」と相談できる関係に変わったそうです。サッカーチームでたとえれば、いつもうまくパスを送ってこないプレイヤーがいると、自分もだめなプレイヤーの一人にされてしまう、そんな恐れが先輩にはあったようです。この場合、対戦相手は当然、患者です。

病院社会はなかなかきびしい。でも新人ナース、がんばれ！

3 自分の気持ちをわかってくれる人が、いない

●メールおねだり、クレーマー、やる気ゼロの新人ナース

ナツキさんは新人ナースとしてある病院に入職しました。「さあ、いいナースになるぞ！」と思って入った病院でしたが、その状況にびっくりしました。

いっしょに入職した新人ナースたちは、はじめからモチベーションなしでした。最初の歓迎会のあとの飲み会で、ある新人ナースが発した言葉は「この病院、いいドクターいるのかな？」でした。「○○ドクターは手術の腕がいいそうよ」と答えたら、「違うよ、結婚申し込まれそうなドクターいるかなってこと……」。もう、新入の同僚とは話す気にもなれません。

ナツキさんは看護学校時代から、学生がナースになりたいという強い気持ちの人たちばかりではないことは、気づいていました。しかし、この病院にいると、自分のやる気まで奪われそうで怖くなってきます。

プリセプターの先輩も、新人ナースには最低限のことを覚えさせればいいという感じで、「きびしく指導して、すぐ辞められると困る」が本音のようです。あるプリセプターが新人ナースに「これはどうなっているの？」と聞いたら、「え〜、なぜでしょう？」で会話は終わっていました。

ナツキさんは「こんな病院ありなの？」とあきれかえりました。

また、あるとき、整形外科の患者からそっと手渡されたのは「メールアドレス」。メモ書きに

「君のメール、ほしいな！」と書かれていました。その患者は妻子持ちなのです。そうかと思えば、ある中年男性の患者は「こないだの風呂はなんだ。ぬるいじゃないか。誰が沸かしたんだ？」と言ってきます。夕方からはひっきりなしのナースコールですが、「お茶がぬるい」、「呼んだら早く来い」、「ここの看護師は言葉遣いがなってない」……といったレベルの内容ばかりです。

先輩に相談しましたが、「そういう患者さんはテキトーにあしらっておけばいいの、下手なことをいうと何するかわからないんだから、早く退院するのを待っていればいいのよ」というだけなのです。ナツキさんは、だんだん、この患者と接すると胃が痛くなるようになってきました。今度、ナースコールがきたら「私は、召使いじゃありません。ご自分のお金で専属のメイドさんでも雇ったらいかがですか！」と言い返してしまいそうです。

仕事を終えて部屋に帰り、自分で灯りをつけると、「自分が一生懸命になりたいと思ってなったナースの仕事がこれだったの？」、「ただ、テキトーにやり過ごしていればいい仕事だったの」という気持ちで、涙が出てきます。近々、学校時代の先生に会って、これからどうしたらよいのかを相談するつもりです。「たぶん、自分は辞める」と、実はもう心にあるようなのですが……。

こんなとき、ナツキさんが学校時代の恩師に相談するのはよい方法です。

それと同時に、まず病院の看護師長に、現在の状況やナツキさんの気持ちを相談してみてはどうでしょうか？

それでもたいした答えが返ってこないようなら、それは決断のときかもしれません。

この病院はモチベーションが高い新人ナースからどんどん辞めていく（ナツキさんもその候補

の一人）のに対して、病院組織として改善する体制を組めない状態に陥っているようです。看護師長、先輩やプリセプターも「教えては辞める」状況にやる気を失っているのかもしれません。前向きにしっかりとした看護のあり方をチームとして組んでいくことが、メンバーのモチベーション維持に不可欠なわけです。しかし、やる気のあるナースから辞めていく状況で、指導する側は業務維持のために何もいわないでおく、あきらめの境地になっているのです。

主に教育の場しか見てこなかった新人ナースにはショックですが、病院の規模とは関係なく、大学病院でもこうした状況のところもあります。入職する前にその病院で、「お試しナース」システムを採っている病院なら、そこがどんな状況か判断できますが、そうしたシステムがなければ、内情まではわかりません。

ナツキさんと同じような立場になる新人ナースの場合、次を考えるのなら、今度こそ、先輩、知人、恩師などあらゆるルートを通じて、移ろうとする候補の病院の労働状況がどうなっているのかを確かめるべきです。モチベーション、やる気に満ちた新人ナースは、ほかのナースもみんなそうだと思いがちですが、ナースもいろいろ、病院もいろいろ、というのが現実です。

ナースを目指して勉強してきた学生は、そこでの教員や看護理論、またガイドブックなどから得る看護へのプラス情報ばかりを見聞きしています。そこで理想とは天と地の違いがある現実を見て、失望する人も出てきます。しかし、すべてだめと思い込まずに、自分の思いをはっきりさせ、具体化するプロセスを探すことが大事です。

4 何もしてあげられなくて、壊れそう

●末期がんの患者にうそをつく罪悪感

新人ナースのクミさんは、内科の配属になり数カ月が過ぎました。この病棟には末期がんの患者や、がん告知を受けていない患者がいます。またせん妄で点滴をはずしてしまったり、転倒する患者もいます。実習ではこうした現場を経験していないクミさんにとって、「ここはまるで精神の戦場だ」というのが最初の実感でした。

あるとき、クミさんにとってのリアリティショックという体験をしました。

それはあるがん告知されていない末期に近い患者Mさんに、「私、このごろ少し調子がいいの。そろそろ退院できるかもしれないね。どう?」とたずねられたのです。クミさんはMさんが治る見込みがないことを知っています。しかし、がん告知をされていないMさんに、心の中ではうそをついているような罪悪感を感じながらも、「今日は調子がよさそうですね」とか「Mさん、気分がよさそうですね」と声かけしていました。でも、内心ではいつかこの質問が発せられるだろう、と予感していながら、心の中で「Mさん、聞かないでね、聞かないでね」と叫んでいたような気がします。

聞かれた瞬間、クミさんは自分の身体がこわばるのを感じました。本当のことは絶対にいえない、でも何を答えてもうそをつくことになると思ったからです。一瞬、「主治医にお聞きになった

らどうですか？」とか「主治医に聞いてみましょうか？」と答えようか、とも迷いました。でも、それは自分の罪悪感を強めるだけのように思いました。

「そうですね。それはもう少し、Mさんの体調を見ていかないとわからないですね」と曖昧に答え、病室をあとにしましたが、Mさんに深い落胆の表情が浮かんだのがわかりました。

クミさんには「自分が毎日やっているのは、服薬の世話や点滴をすることだけで、Mさんがだんだん悪くなっていくのを見ているだけだ。Mさんが死んでいくのを毎日、うそをつきながら実は待っているのが私の仕事なんだ」という、罪悪感がつのります。

そして、「どうして告知できないのだろう？」「告知できるなら、Mさんが残された時間を少しでも有意義に過ごせるように、自分はできる限りの援助ができるのに」と思います。

毎日を機械的にこなすだけならロボットでもできる、そう思うと、自分がナースとしていまやっていることは何の意味もないごまかしだ、自分は何の役割も果たしていないというむなしさがこみ上げてきます。「ターミナルケアのある病院に移ろうか？」、私、このままでは、壊れそう！口には出さないけれど、そう心が叫んでいます。

戦場のような厳しい状況に置かれ、しかも、その行為の意味、価値にゆらぎが生じ、さらにその気持ちを誰とも共有できないと感じる……アメリカでのかつてのベトナム帰還兵や現在のイラク帰還兵にも起こった「こころの傷」です。

クミさんが体験していることでいうなら、同じ病院の先輩たちの中にも体験している人たちがいるはず。同じテーマを抱えた体験を持つ人との会話こそまず必要です。

5 感情を介する労働とナースの仕事

●ナース、介護福祉士、保育士、ソーシャルワーカーも感情労働

看護という仕事は感情（Emotion）を介して患者とかかわる労働です。これを「感情労働」（Emotional Labour）と呼びます。この労働のあり方はナース自身の心にも反転して、さまざまな気持ちを呼び起こします。

感情労働という特殊な労働があることを〝発見〟したのは、アメリカの社会学者のA・ホックシールドで、1983年に主著（邦訳名『管理される心――感情が商品となるとき』世界思想社刊）を発表します。このとき分析の対象としたのはフライト・アテンダントです。ホックシールドの感情労働の定義は、①対面あるいは声による人々との接触が不可欠であること、②他人の中になんらかの感情変化――感謝の念や安心など――を起こさなければならないこと、③雇用者は、研修や管理体制を通じて労働者の感情活動をある程度支配する、というものです。

ホックシールドの分析で重要なのは、感情労働にとって感情に商品価値が生まれるということです。ホックシールドは感情労働とは「感情が労働の大きな要素になり、労働者と顧客との間でやりとりされる感情に商品価値がある仕事」としています。

フライト・アテンダントに限らず、マクドナルドのようなチェーンの飲食店やコンビニエンスストアの働き手、さらに一般の接客業も、すべての対人サービス業は感情労働を行なっています。

もちろん、ナース、介護福祉士、保育士、ソーシャルワーカーなどの仕事も感情労働です。工場労働者や職人のように、直接の労働の対象が物である労働以外のサービス業は、多かれ少なかれ、感情労働の要素を持っています。

感情労働の性格をみていくと、先の定義の②にいうように、相手に感謝や安心といった気持ちを呼び起こす要素と同時に、相手とのパーソナルな感情の交流を限定する要素を持っています。それはマクドナルド型の労働を見れば明らかです。「いらっしゃいませ」とか「ご注文はお決まりですか」「ありがとうございます」といった言葉と微笑みや会釈といった動作は、個人から個人に発されているようで、実はそうではありません。

こうしたマニュアル的で丁寧な対応は、顧客に一定の好感情を引き出すと同時に、「それ以上の個人的な対応、お付き合いはいたしません」という遮断のメッセージをも発しているのです。これを「感情ルール」と呼びます。感情労働を行なう人は、このルールを守ることを雇用者、管理者に要求されるのです。

日本のフライト・アテンダントのウルトラ級ともいうべき微笑みも、「これはあなた個人のために発されたものではありません。勘違いなさりませんように!」という、裏のメッセージが同時に発されているのです。つまり、感情労働は相手の好感情を引き出す目的と同時に、感情労働者を相手の感情から遮断し、守るものなのです。

フライト・アテンダントもマクドナルド型労働者も、特定の顧客に「この客は嫌だな」といった個人感情を持つことは当然あるでしょう。逆に、場合によっては「素敵なお客様!」ということだってないとはいえません。しかし、それは表してはいけない、というのが感情ルールです。それを表すことはスムーズな作業のさまたげにもなりますし、相手の怒り、憎しみ、恋愛感情といった領域との交流を生み出しかねないからです。

ではナースの感情労働はどうでしょうか。ナースの感情労働には、一般の接客業と共通の要素が含まれます。つまり、いまいった「好感情の呼び覚まし」と「個人的感情の遮断」です。ナースにも感情ルールは適用されます。心の中で「この患者さん、嫌だな」と思っていても、言葉に出すことはもちろんできませんが、表情、しぐさという非言語的コミュニケーションでも出してはいけないというのが、看護労働の基本です。

感情労働という労働が分析され、感情ルールが分析された結果、それは「好感情の呼び覚まし」によって、人間関係を円滑にして作業能率を上げたり、仕事の効果を高めたりすることが目的だとわかりました。ナースの声かけも笑顔も、その要素が含まれています。

逆に患者へのネガティブな感情があってもそれを出さないというのは、看護においては、患者に対するケアのためと説明されるでしょうが、感情労働の分析によって実は「ナースを守る」という側面を持つことがわかります。

しかし、ここで注意しなければいけないのは、ナースの感情労働は接客業のそれとは相当異なる要素を持っていることです。マクドナルド型であれ、フライト・アテンダントであれ、顧客と感情労働者との関係は、対人サービスといっても短期間で終わって切れてしまうものです。相手の全体（全人格）への継続的な働きかけである看護との違いです。

6

ナースの看護は感情労働を超えている

●病いを抱えた人全体に対する働きかけ

「医療もサービス業である」といわれてすでに久しいですが、ナースの仕事である看護は、サービスであってもほかの接客業のサービスとは大きな違いがあるのです。

ここではそれを考えてみましょう。ナースの微笑みや声かけにも他の接客業と共通の演技は、おそらく含まれているでしょう。「今日は身体がきつい」と思っても、病室に入った途端、反射的に微笑みの表情を浮かべるのは、微笑みが必要である（つまり、商品価値がある）からですが、看護というサービスはそこに留まることができないわけです。

ナースのサービスの相手は患者、病いを抱えた人だからです。つまり、たとえば「足をもむ」とか「清拭する」といった部分のみを商品サービスとして売るのであれば、微笑みも声かけも部分的商品ですむのですが、ナースにとって患者の「足をもむ」とか「清拭する」ことは、病いを抱えた人全体に対する働きかけの一要素として構成されるものであるため、同じように「微笑み」も「声かけ」も部分に切断できないのです。

はっきりいってしまえば、ナースの感情労働は感情労働であるとともに、感情労働をはみ出して（突き抜けて）いくものなのです。つまり、ナースは患者の病いを治すために、患者の全体に対してケア、気配り、感情の動員を行ないますが、これは明らかに感情労働からの逸脱です。「商品としての感情」という領域を超えています。

ところが、ナースは患者から「怒り」「憎しみ」「悲しみ」などの感情をぶつけられても、これに感情で応えてはいけないとされています。こちらは、感情労働における感情ルールの適用を強制されるのです。これは、ほとんど不可能な要求です。

新人ナースを含むかなりのナースに「うつ」を抱えた人がいる原因の1つに、こうした無理な要求があるのではないかと推測するのですが、いかがでしょうか?

そもそも、病院に入院してくる患者は「楽しい、ハッピー」という状態であるはずがありません。「ハッピーな患者がいるのは産科だけ」とよくいわれます。自宅や通院では解決できない病気（病い）を抱えているから、患者は「しかたなく」入院するわけです。

患者は、表に出さなくても、心の中に「苦しい」「きつい」「悲しい」といった感情を持っています。その患者と相対してかかわる労働を行なうナースは、その感情を受けとめています。新しい命の誕生に立ち会っている産科のナースは「生命の喜び」という根源的なメッセージを受けとめているでしょうが、そのほかの科のナースはかなりのストレスにさらされています。

それなのに、患者が涙するとき、どうしてナースもともに涙してはいけないのか、といった議論はあまりなされていません。意外にも「なぜだめなのでしょうか?」といった疑問は、ナースから上がってこなかったわけです。

「それはプロのやることではない」「感情を殺せるのがプロ」という、プロフェッショナル・ナース論が原因でしょうか?

7 看護にとって大事なのはケアリング（気づかい）

●「感情には感情を持ってあたるほかはない」って？

ホックシールドの「感情社会学」の成果や、その後のパム・スミスの『感情労働としての看護』（ゆるむ出版）の成果をもとに、日本の看護における感情労働の姿を分析していったのが、ナースであり日本赤十字看護大学の「精神保健看護学」教授である武井麻子さんです。

武井さんは『感情労働としての看護』の翻訳者なのですが、その後、2001年に日本の看護を考える『感情と看護――人とのかかわりを職業とすることの意味』（医学書院刊）を出版します。

この本はナースという職業に限定して、感情の意味をさまざまな角度から探っていますから、新人ナースの方にぜひ読んでみることをお勧めします。これまで学んできたり、教えられてきたことが全部ひっくりかえってしまい、焦ることになるかもしれません。

しかし、看護の常識という非常識（？）を突き破ることは、おそらくナースとしての自分の解放につながっていくのではないでしょうか。

武井さんの著作活動や講演活動を通じて、看護にとって感情は重要なファクターであるという認識が日本でも徐々に広がっていきます。

武井さんは著書の中で、スミスの本を翻訳していたとき、そこに出てくる「ケアという言葉はもっぱら『思いやること』『関心を示すこと』といった意味で使われていた」、自分は看護すること＝ケアすることと単純に思い込んでいたので、スミスによってケアが「気働き」のことを指すということにはたと気づかされた、といった趣旨のことを書いています。

さらに「それからベナーらの本では、ケアリングという言葉が『気づかい』と訳され、看護にとって第一義的なものであると見なされていることを知りました。彼女たちは、気づかい＝ケアリングとは『人が何かにつなぎとめられていること』『何かを大事に思うこと』をあらわす言葉であり、『思考と感情と行為を区別せず、人間の知の働きと存在（いきかた）』を一体的に表現する言葉である』と述べています」と書いています。

武井さんは「ケアとは清拭やガーゼ交換といった具体的な行為を指すわけではありません」「モーニング・ケアという言葉も……そこに気づかいがなければ、ケアと呼ぶべきではない」といいます。看護教育では、共感が大事だといいながら、一方で、患者に対して看護師は感情的になってはいけない、という職業上の感情規範も教え込んでいる、と指摘します。

また、「看護の中では主観的に『感じ取ること』に関しては、『考えること』ほどの価値が認められていません。どこかに『客観＝正しい』『主観＝誤り』という固定観念があるように思います」といいます。そしてこうした考察の上に立って、麻井さんはこう書きます。「感情には感情をもって対応するほかはない」と。

「病い」を気づかうことのできるセンサーは、感情を押し殺すことで弱くなってしまうのでないでしょうか。武井さんがいうように、「病い illness」と医学的な「疾患 disease」はまったく別のものです。患者の全体へのセンサーはナースに不可欠です。

8

「感情を押し殺さない」看護って？①

●仕事の高レベル化が、ゆるやかなあり方を奪う要因に

「感情を押し殺さない」看護というけれど、それは「感情をむき出しにする」ってことなの？という疑問が真っ先に浮かぶことでしょう。

確かに感情をむき出しにする仕事というのは（テレビの深夜番組「朝まで生テレビ」以外は？）ありえません。仕事でなくとも、よほどの親友以外は友人であっても、「感情をむき出しにする」ことは大げんか、紛争のタネとなるでしょう。ましてや赤の他人との間では、ヘタをすると殺傷沙汰にすらなりかねません。

では親友同士はどうして、時には「感情をむき出しにして」言い合っても大丈夫なのでしょうか（もちろん、一生の別れとなることもありえます。「じゃあね」「これからはもう友だちじゃないよ」というわけです）。それは親友2人をプレイヤーとすると、2人が感情をむき出しにすることができるのは、たとえば「お前はそうしたけれど（あるいはそういうけれど）、それはかくかくゆえに、絶対に違うぞ」といったやりとりであるからです。

そもそも、2人が親友となったのは、お互いに利益のやりとりで終わらない深いところでわかり合う経験を経た結果なはずです。

「相手を思う」「相手に本当によいことのためにあえていう」という前提があり、お互いに相手

をそういう存在と認め合っていることが、感情をむき出しにしてのやりとりを経ても、理解し合える、修復可能な人間関係の基礎ということです。

ところで、日本の社会が個人と個人がむき出しで相対することをひどく嫌う（恐れる）社会であるということは、そこで暮らしている新人ナースの方たちも理解しているはずです。最近の日本社会では、あらかじめ「予防的やさしさ」というオブラートでお互いを包み、やさしくすることで滑らかな人間関係を保とうとします。

社会学者でコミュニケーションを専門とする森真一皇學館大学教授は、「予防的やさしさとは、傷つけることを回避することがやさしさです。ということは、修復は最初から考慮にいれられていないのです」（著書『ほんとうはこわい「やさしい社会」』ちくまプリマー新書）といいます。

こうした「やさしい社会」化が進んだ結果、森真一さんは「〝恥をかかせたりして、傷つけたら、いつでも爆発してやる〟と無意識のうちに考える日本人の大量生産」が起こったともいいます。いわゆる「キレる」人間の大量発生です。

森さんは、ひどくやさしいからこそ、「よそよそしさ」や「冷たさ」、「攻撃性」が生まれてくるという仮説を提起しています。ただし、森さんの本でも、こうした「やさしい社会」の問題点を乗りこえる方法は示されてはいません。

ただ、なぜそれが難しいのか、なぜ、岩石のように硬く、こわばった〝やさしい社会〟〝自分を出さないように防御する社会〟を乗りこえ、〝柔軟でゆるやかな社会〟〝自然な自己発露のできる社会〟を展望できないのかの理由については、森さんの言葉をヒントにしていうことができます。「気軽さ・気楽さが現代にない大きな要因の1つは、経済にあります。どんな職業・職種に就いていても、その職を守るための努力はかなりな高レベルが要求されています……職を守るために、みんな必死です」。

森さんがいった、「気軽さ・気楽さ」は人にはとっても大切なことです。「やすらぐ」とか「ほっとする」という言葉も同じ系統に入ります。

そうしたあり方をできにくくするプレッシャーが仕事の要求レベルの高度化にあることは、看護の仕事においてもまったく変わらないのではないでしょうか？　そうだとすると、それは心理的なレベルで解決することは本来不可能です。それは経済行為としての看護、仕事としての看護という社会構造から生み出されていることだからです。

「構造から変わらなければ根本的には解決しない」ときちんと把握することは、「メンタルなスキルを使えば、問題はちちんぷいぷいで容易に解決できる」と安直にとらえるより、ましです。困難さを把握することは出発の第一歩なのですから。

それでも、心を感情を押し殺さずに、しかも激しく攻撃的だったり、捨て鉢で破局的な意識行動ではない形で、ナースが患者に対して、また他のナースや医療関係者とコミュニケーションを取れないものか。最近、ナースの社会でアサーション、コーチング、交流分析といった精神的・心理的スキルへの興味が広がっている背景はここにあるわけです。

構造はなかなか変えられなくとも、どこかに一筋の道を開かないと、ナースは壊れてしまいます。こうしたスキルはあとの章で紹介することにします。

9 「感情を押し殺さない」看護って？②

●憎しみを殺さず、しかも報復しないというあり方

そこで原点にもう一度戻っておきましょう。「感情を押し殺さない」看護っていうけれど、それって「感情をむき出しにする」ってことなのか？　もちろん、「感情をむき出しにする」ことではないわけです。

では、どうしたらいいのか、どうできるというのでしょうか？

すでに何度か触れた『感情と看護』の中で、武井麻子さんはいいます。「ウィニコットが、無慈悲にも自分を怒らせる赤ん坊をケアする母親について、このようなことをいっています」と、まずウィニコットの以下の言葉を引用しています。

「母親は、赤ん坊を憎むことを、それをどうこうすることなく容認できなければいけない。母親は赤ん坊に対して憎しみを表現することはできない。（中略）母親について最も注目すべきことは、自分の赤ん坊によって大いに傷つけられながら、子どもに報復しないで大いに憎むことができる能力、そして後日あるかもしれない報酬を持つ彼女の能力のことである」

この恐ろしいほど深く含蓄のある文章を受けながら、武井さんはこういいます。「同じことが看護婦にもいえるのではないでしょうか。自分を傷つける者（それは患者であるかもしれませんし、そうでないかもしれません）を憎むことを、看護婦は容認しなければならないのです。しかも、

それに報復もせず、いつか報われることがあるかもしれないことを期待して待つ能力、それが看護婦に求められているのです」

これって地雷原の中を走りながら、生きのびるようなことです。新人ナースにはとっても無理と感じられるかもしれません。ですから、ちょっと頭の片隅に置いておくだけでいいのです。いつかふとその言葉の重要さが浮かんでくればいいのです。普通採られている方法はもっと単純なものです。つまり、「患者との距離をとり、患者への感情を否認する」という方法です。しかし、この方法は、多くのナースに「心を殺す病い」、つまり「うつ」の方向を生じさせます。

新人ナースとしては、武井さんの考え方、アサーションほかの考え方、研修セミナーなど、さまざまなことに接しながら、「正しいのはこれだけ!」などと決めつけずに判断材料にしていけばよいと思います。

新人ナースの方たちに、ひとつの言葉を捧げたいと思います。武井さんの本からの孫引きでもうしわけないのですが、それはジョン・キーツというイギリスの詩人の言葉です。「負の能力」とは「不確かさ、不思議さ、疑いのなかにあって、早く事実や理由をつかもうとせず、そこに居続けられる能力のことです」。

簡単な解決も達成もない場にとどまれる力。なんというか、これもしんどそうですが、不思議な力でグイグイと心に響いてくる言葉です。頭の片隅に置いておいて、忘れてもかまいません。いつか役立つときがくるかもしれません。

10 「おたんこナース」でいいじゃない？①

●似鳥ユキエの言葉・行動はなぜ爽快なのか

「おたんこナース」は1995年から1998年にかけて雑誌に連載された漫画です。描き手は佐々木倫子、原作はナースからライターに転じた小林光恵です。こうしてみるとすでに10年以上も前の作品なのですね。その間に時代も変わった、そうもいえるかもしれません。

ただ、現在も、インターネットのブログに「おたんこナース」の名前をからめた名称を付ける人がかなりいます。そのほとんどの方が年齢を問わず、ナースの仕事をしている人です。

つまり、「おたんこナース」に共感したり、自分の「ドジぶり」を重ね合わせたり、また、いまの看護の世界には失われているのでは、と感じる何かを、「おたんこナース」の主人公のナース・似鳥ユキエに託していたり、構成しているドラマに共感したりしている現役ナースが、おそらくかなりいるということではないかと私は思います。

「おたんこナース」をドラマとしてコメディとして話題にすることは結構ありますが、ナースのあり方として論じたものはあまりなさそうです。ですから少々それをやってみることにします。「おたんこナース」のドラマ世界はナースのコメディというだけで片付けられない、とても奥の深い内容を持っています。新人ナースでまだ読んでいない人は、ぜひとも誰かに借りてでも（！）、一度読んでみるといいと思います。

新人ナースが、読まずに「おたんこナース」の名前からイメージするドタバタ劇よりもずっとしっかりと「看護って何?」「ナースって何?」「仕事って何だろう?」「患者の思いってなんだろう?」「患者が亡くなるとは?」、いやいや、それよりも、もっとナースに欠かせない、「尿や便とのお付き合い」、をリアルにごまかさず描いています。

私としては、この作品は似鳥ユキエほかの登場人物を、「交流分析」的に見ていくと意外な新発見があります。ですから、交流分析的な見方も交えて「おたんこナース」世界論を書いてみましょう。精神分析の流れを組む性格理論である交流分析の定義・紹介・活かし方などは、あとの章で行なうことにします。

さて、ドラマは東京K病院の病棟勤務5週間目の新米ナース、似鳥ユキエ(21)が先輩の視線にビクビクしながら患者に採血するところから始まります。

若い男性患者が「イテ～」と叫び、「さっき先生がやってくれたのは全然いたくなかったけどなあ　やっぱりな…」ときます。似鳥は「先生がしたのは静脈注射です」としっかり反論。「いいわけするなよ　ヘタなものはヘタなんだから!」といいかえされ、心の中で「カチーン」ときます。さらに心の中ではなく、声に出して「そういういい方をされるとアタシだって努力する気なくなるよ」「次回からはもっと痛い注射になるかもね」と若い患者におじけづくことなく反撃に出ます。このあたりのやり取りは、ナースでなくとも、読み手にはかなり爽快です。なぜかは、あとで分析します。

すごいというか深いのはそのあと、「おまえの注射には心がないいんだ!」といわれた似鳥が「心ってなにさ。精神論はやめてよね。文句あるなら具体的にいいなよ」と反論するところです。この反論はかなり的を射ています。だから、若い患者も「それがわかれば遠慮なくいっとる!」といいよどんでいます。なぜなら、「心がないから注射が痛い」というのは、一見「そうかも」と思いますが、論理性にはとぼしいからです。

とはいえ、現在の「看護マニュアル」的視点からすれば、似鳥の行動は全部バツにされますね。患者のマイナスは「見ない」「聞かない」「言わない」が看護優等生というわけですから。看護マニュアルなどの基本的考え方では「自分のほうが正しいと思われることでも、現実に患者さんが感情を害して怒っている以上、その害した感情に対しておわびするべき」とされています。それが「患者さんの立場に立って対応すること」だとされています。

似鳥ユキエが聞いたら「じゃあ、ナースの感情はどこに行くの?」「ナースの立場はどこにあるの?」というでしょう。

仮に患者がどんなに不当な形で感情を害して怒っても、害しているがゆえに「おわびする」ことが正しいのでしょうか? ここにはナースの側からするきちんとした基準がありません。こうしたことをもっとつめていかないと「心を喪失する」「うつになる」ナースが増えるばかりです。

なぜ、こんなことになるのか分析しておきます。それは看護マニュアルの論理が「患者――ナース」の関係で出されているのではなく、「患者――ナース――管理者(雇用者)」における病院管理者の立場から出されているからです。

看護における「患者――ナース」というテーマとまったく別の、感情労働における「サービスとしての看護」の要素がここに再び浮かび上がるのです。その場合、ナースの微笑み、共感、傾聴、受容も、「患者――ナース」における人間としての看護の発露ではなく、すべてはサービス業としての病院の商品なのです。似鳥のようにピュアな気持ち、感情を「ぶっちゃけ」てしまうと、商品の購買者としての「患者さま」を傷つけてしまいます。

しかし、このあたりは、「サービス業としての看護」からみても果たして妥当かを、病院関係者は、もっと考えていただきたいものです。

基準のなさは無限にクレーマーを増やしかねない危険があります。クレーマーの呼び水となっているのです。皇學館大学の森真一教授は、現代の日本が極度な「お客さま社会」化していると指摘しています。すでに「胎児もお客さま扱い」されているそうですから、「精子さま」「卵子さま」がお客さまになる日もそう遠くないかもしれません。

森教授は「お客さま社会」がなぜ、成立するのかをこう定義します。

それは「『お客さま』が商品の購買と同時に自尊心をも購買している」社会だからです。

顧客はもし、同じ商品が同じ価格で売られているなら、より自尊心を高めてくれるサービスを提供する店で商品を買うでしょう。

これとまったく同じ論理が病院に持ち込まれていることになります。そして「患者の立場になって患者の病いと向き合い、治るように援助する」患者第一主義と、「患者の自尊心第一主義」がまぜこぜになる事態が生まれているのです。

11 「おたんこナース」でいいじゃない？ ②

●患者とナースの自然な人間関係はつくれないものか？

「もっと痛い注射になるかもね」とかなりすごいことを患者に似鳥ユキエがいっているのにかかわらず、ナースにとってはおそらく当然爽快でしょうが、ナースの立場でない私のような読み手にも爽快感があるのはなぜでしょうか？

それは似鳥には「患者と真剣に接していこう」という自然な姿勢と思いの発露があるからです。取り繕って、「患者さまの自尊心を高くさせておけば得」という行動ではないからです。

似鳥が蓄尿棚のガラス瓶をそれぞれの患者の名前を呼びながら、「○○さんのためならエーンヤコーラ」と歌いながら、洗うシーンなど、尿や便と日常的にかかわる仕事で、肉体労働としてもきつい仕事であることをしっかり描いています。

しかも、それが患者たちに聞かれていて、「ちょっと恥ずかしい」と患者が照れたり、瓶の尿の少ない患者に自分の尿を分けて入れてあげるという患者を出してきたりと、ドタバタぶりを通して、糖尿病患者や腎疾患の患者に尿の測定がとても重要なことも描いています。

「おたんこナース」の世界が爽やかさを感じさせるのはなぜでしょうか？

そこで交流分析を登場させてみましょう。交流分析では「人は誰でも3つの私を持つ」と考えます。その3つとは、親（Parent ペアレント）、大人（Adult アダルト）、子ども（Child チャイルド）です。これをP、A、Cと表現します。

誰の心の中にもこの3つはあるのですから、誰かをPだとかCだとかいうことは本来はできません。しかし、「おたんこナース」はドラマ世界ですから、それを精神分析的な心の世界の象徴として分析することも可能ではないかと私は思います。実はこのP、Cはさらに2つに分類されます。

Pは「批判的なP（CP=Critical Parent）」と「保護的（養育的）なP（NP=Nurturing Parent）」に分かれます。Aは大人、「ものごとを自分で冷静に判断して行動する、いわばコンピュータのような動き」ですから、1つのままです。Cは「本質はさまざまな感情であり、それらを表す方法」です。1つが「自由なC（FC=Free Child）」、です。もう1つが「順応したC（AC=Adapted Child）」で、自分をしつけようとする親に対して順応している姿です。なお、これらの定義は杉田峰康著『新しい交流分析の実際』（創元社）を参照したものです。

「もっと痛い注射になるかもね」といえてしまう、似鳥ユキエはFC（あるいはその象徴）でしょう。現実世界の中では（特に仕事上では）、FCでありたいと望みつつもなかなかそうできないで、逆にACを強いられたりします。というよりは、現実世界でそのままFCであることはできません。その象徴である似鳥も、そのために危うい立場に追い込まれたりします。

そのとき、東京K病院では、ベテランの内科医師の「本条」が時にはきびしくしかりもしますが、いつも助け船を出してくれます。本条自身が名医でありながら、似鳥が病棟の廊下をスタスタ歩きするのをマネして後ろからついて来たりと、かなり茶目っ気、ユーモアのある、陽性の人です。本条はFCである似鳥を「時には問題を引き起こす」けれど、素直な人間の大切さを持っている新米ナースとして評価し、理解し、守ってくれる「保護的なNP」の象徴だとみていいでしょう。

さらに似鳥の周囲には大きな存在であるNPがいます。「婦長」です。婦長は名前が出てこないのですが、威厳的態度を取りつつも、やはり、似鳥のFC的ナースぶりを「看護において失ってはいけない何かだ」とよく理解している人です。似鳥はあるとき、頑固な患者坂田さんにがまんできず、「転院するならいいでしょう！　でも、その調子ならどこの病院に行っても同じですよ！」といってしまいます。そのときの似鳥に婦長がかけた言葉は「どう？　いいたいことをいって気がすんだ？」です。

反省の気持ちを語る似鳥に、婦長は似鳥がいってもいない言葉を坂田さんに伝えつつ、似鳥が「坂田さんを思う心は人一倍だったので許してやっていただけませんか…」と話してくれます。とてもそこまで考えていなかった似鳥はあせりまくるのですが、婦長は「まあ　そうあってほしいという私の願望ね…」と語ります。

このあたりで、婦長もかつて若いナースのころ、似鳥のように看護マニュアルなどよりも、患者と本気で接する気持ちを大切にした人だったのだろうという想像ができます。その意味では婦長は「おたんこナース」のドラマ世界では、NPもCPもAもFCもACも（もちろん、現実では誰もがそうなのですが）あわせ持った人の象徴と読むこともできます。

このドラマの最後では、坂田さんはベッドで背中を向けながら、似鳥に「いい人らに診てもらってありがてえよ」「今はよ…死ぬこと考えて怖くてよ…」と心の奥底にためていた気持ちをぼそっと語ります。

このシーンの中に、原作者である小林光恵が「おたんこナース」に込めた思いがよく理解できるように思います。最後に追加すると、似鳥の同僚で幼なじみの本田雅子は、おだやかで献身的なタイプ。のちにホスピスへの移動を希望します。そのほか、何人かの先輩や主任が登場しますが、PでもCP、つまり「批判的、強制的、支配的、懲罰的な態度」を象徴する人物は出てきません。

それはおそらく、小林光恵が似鳥的な生き方とそれを援助してくれる本条や婦長や本田雅子といった配置で描きたかった世界からきているのでしょう。それが「おたんこナース」が多くのナースを引きつける理由であるといえます。と同時に、現実世界でナースが置かれている矛盾とか、アンビバレントな心の状態、病院といえどもお金がいくら入ってなんぼ、といったところにまでは迫れていないともいえます。涙あり、笑いありのコメディだからこそ、青春ドラマとしてもヒットしたわけです。

似鳥ユキエのその先の現実ドラマは、ナースが、新人ナースが一人ひとり引き受けて見つめていくほかないといえるでしょう。「お金をいただく」ということも、宮子あずささんが『ナースな言葉』(集英社文庫)で書くように、ナースの気持ちをなだめる手段ともなります。多面的にものを見る力を身につけいくことが、落とし穴にはまらない技といえるでしょう。

12 自分をだめだと思い込む新人ナースの特徴

●「逃げてはいけない」という思いの過剰さ

看護において新人ナースが自分を「だめナース」だと考えて、落ち込みながら病院を辞めていく例は多々あります。その原因はいろいろありますが、何よりもナースの周りには「精神的な落とし穴」がいっぱい隠されているということではないかと思います。

すでに何度かいったと思いますが、患者は好きで楽しくって患者になったわけではありません。するとその心の中のうつうつとした感情は、何といっても近場のナースへと吐き出されます。まさに餌食となるわけです。新人ナースは「よいナース」でなければいけないと思い、「何かしてあげなくては」と思います。

こうした怒り、うっくつ、むなしさを吐き出す患者に、新人ナースはどこまでも受けとめなければと対応していきます。新人ナースが受け入れようとすればするほど、患者はどんな感情を吐き出そうとも、新人ナースは受け入れてくれると思うようになります。

ナース、ケースワーカー、セラピストなど援助的職業の燃え尽き症候群（バーンアウト）が研究される中で、こうした患者に共感し、援助しようとする人の中に生ずる独特の心理的疲労は「共感疲労」と呼ばれるようになってきます。共感疲労はナース、医師、救急隊員、消防隊員といった職業にも共通に見られるといいます。

また、一方でナースなど、他人を援助する職業に就こうとする人にはある種の共通した傾向があるのではないかということもいわれてきています。たとえば、その1つは祖父母や親、あるいは兄弟姉妹を亡くした経験があり、しかもそのことについての「自分が何もしてあげられなかった」という喪失感が職業選択の動機にあるというものです。「何もしてあげられなかった」ことが心理的罪悪感となっており、その代償として患者（被援助者）にのめり込むような援助を行なうというのです。「今度こそ逃げてはいけない」という脅迫的な感情が原因というわけです。

最近は何の動機もなく、ただ、ほかの学部に落ちたからなどという理由でナースになる人も増えているといわれます。しっかりとした動機を持ってナースになることは、大いに結構なことです。問題となるのは、本人がその隠れた動機にまったく気がついておらず、看護している患者が亡くなったような場合、激しい喪失感に襲われるということだといいます。そして「自分はナース失格だ」、「だめナースだ」と自分を責めることになります。

その裏側に自分で自分がだめと罰したい心の動機が隠れているとすれば、その思いを抜け出すのは簡単ではありません。今度こそ「完璧にやらなくては」と思い込んでいるために、少しでもだめなら「だめナース」と自分を決めつけます。看護学校時代に「末期がんの父親に何もできなかった」という喪失感を持っている新人ナースもいます。

簡単な脱出法はありません。「仕事とはお金をもらうこと」→「自分はお金に値する仕事はした」→「それなら自分はＯＫ」、この発想を1つのヒントにしてはどうでしょうか？

13 達成感――それがまた危ない落とし穴に

●新人ナースの心のミスマッチ

通常、仕事に就いている人は、達成感をパワーにしてさまざまな困難を乗り越えていきます（あるいはそういうこととされています）。そこで新人ナースの場合も当然、ナースの仕事にこの達成感を求めます。それ自体は心のあり方としてはきわめて自然なことです。ところが、看護という患者を相手とした仕事は、他の仕事とおよそ性格を異にしているのです。その違いがナース業界内部できちんと言葉化されていないから、新人ナースはしばしば迷路に入り込むことになるのです。その違いをわかりやすく説明しましょう。

たとえばリンゴという商品があります。あるスーパーでリンゴ3個袋入り400円で並べますが、午後6時になっても売れ残っています。そこで半額にして売り切ろうとします。それでも8時に3パック残っています。店が9時までなので「えい、しかたがない。1パック100円にする。持ってって！」と現場責任者は、売り切りを図ります。9時までに全部売り切れれば、「今日も、OK！」、達成感の達成（？）です。

これはサービスという形での商品でも同じです。たとえば、旅行パックです。

ある旅行会社の社員Cさんが日帰り温泉パックツアーを企画します。「豪華朝食、温泉、昼デザート付き、6800円」ですが、客が集まりません。「立ち寄る土産店で全員もれなく、1点土産サービス！」これでほぼバスの席は埋まりました。しかし、3席開いています。そこでCさんはいつも利用してくれる上客に「Sさん、3人で来てよ！　一人3000円でいいから」と勧誘し、バスは無事満席となりました。「今回も、ＯＫ！」、達成感の達成です。

今日では、世の中の仕事の多くはサービス業です。サービス業は基本的に営業を主体として動いています。そして営業は時間、単価、量といった要素を勝負材料として、常に競争相手とからみながら、「売り切った、勝った」といった日々を繰り返しています。

では病院、医療、看護はどうでしょうか？　早い話、「ベッドが10台空いている、営業をかけて10人患者さんを連れてきてくれ！」とか、「隣の病院に入り込んで、いい患者さんに引き抜きをかけてきてくれ！」とか、「このところ、外来患者さんが少ないから、3割引きフェアをかけよう。無料マッサージ付きはどうか？」というふうにはいきません。

「医療、看護もサービス業」だということで、「患者さまと呼びましょう」となっていますが、医療・看護サービスの内容はまとめて100個とか100人単位でといったことにはなりませんし、なったら大変な問題です。つまり、医療、看護はあくまでも患者一人ひとりに対するサービスであり、病いに対する働きかけですから、「1点土産追加サービスをすると、それにかかるコストは○○で、それによって増える顧客は○○人が見込まれ、結果として○○の収益を確保できる」という計算方法はとれません。

一方、〝お客様〟の患者も勝手なもので、時には都合よく新人ナースを「白衣の天使」とみたり、時には「サービス業なんだから、お客様としての対応をしろ」といってみたり、とさっぱりわけがわからなくなってきます。医療・看護側も混乱しているし、患者も混乱しています。

しかも、医療・看護側では、「患者さん一人ひとりによい医療・看護」を標榜しつつ、裏では「ベッドの稼働率を高め、回転率を高く、早期退院を」といった経営としての視点もしっかりと組み込まなければならないのです。「よい医療・看護を」と「一日も早く退院を…」という、いってみれば「天使と悪魔」(?)の両方の顔を持つほかないわけです。

いや、「病院の収益率を高める」が主要な課題であるからこそ、入口に「患者さま第一の医療・看護を…」に掲げておかないとまずい(罪悪感の裏返し?)ともいえるのです。

とまあ、新人ナースをますます混乱させてしまう話になってしまいましたが、「患者さんのための看護によって達成感を得たい」という新人ナースの切なる願いは、相当なミスマッチを含んでいることだけはわかっていただけたかと思うのです。

「じゃあ、どうしたらいいの? どう考えたらいいのよ!」ということになりますね。

まず、医療・看護の現実はスパーンとまっすぐにはいかない「複雑系」と理解することです。さまざまな要素が折り重なって成立しているということです。だからこそ、「ファンタジー」としての「おたんこナース」に、現実には得られない思いを託したりもするわけです。

とはいえどんな業界でも現実の仕事は複雑系の中で行なわれています。誰だって「もっとスキッとしたい」モヤモヤした感情を抱きながら仕事をしているのです。たとえば介護福祉士も社会福祉士も、みんな現実の矛盾を抱え込みながら仕事をしています。あなただけではありません。「自分だけがなぜ?」を捨てることからまず始めてみませんか?

14

電話を取るのが怖い

●婦長に「あんた、誰よ」と聞いた剛の者もいたけれど…

新人ナースの怖いものに「ナースコール」はもちろん、ナースステーションへの外部からの電話があります。いきなり、「○○病棟に入院中のKさんの妻E子の友人のSですけれど、Kさんに持って行く用具の○○の大きさは○○でいいのか、E子が聞いてくれというもので、電話したのだけれど…」と聞かれても、「入院されているSさんの奥様のKさんですか?」と応えて、あとはもうメロメロ状態だったり。とにかく焦らないことが肝心。電話に出る前に息を一息はいて間をおき、心を落ち着けて受話器を取らないと、聞いたことがス〜と抜けてしまうので注意しましょう。「誰が、誰に、どういう要件を伝えたいのかをしっかりつかむ」こと。あとは要は慣れです、気にしない、気にしない!

こんな例があります。朝、目覚めて遅刻に気づいた新人ナースのAさん。焦って就職前に届いた書類の宛先に電話し、小児科病棟を呼び出し「新人ナースのAですが…」と連呼するも、「知らない、あんた誰?」の冷たいお言葉。ついにAさん「あんたじゃ話にもならない。もぐりでしょう。婦長出して!」。相手は「あ・た・し・婦長ヨ!」。Aさんは同じ大学の別の付属病院に電話していたのでした。この剛《ごう》の者《もの》Aさんは、『看護婦ほどオモロイ商売はない』(雲母書房)の著者、朝倉義子さんであります。

電話にすら出られない…

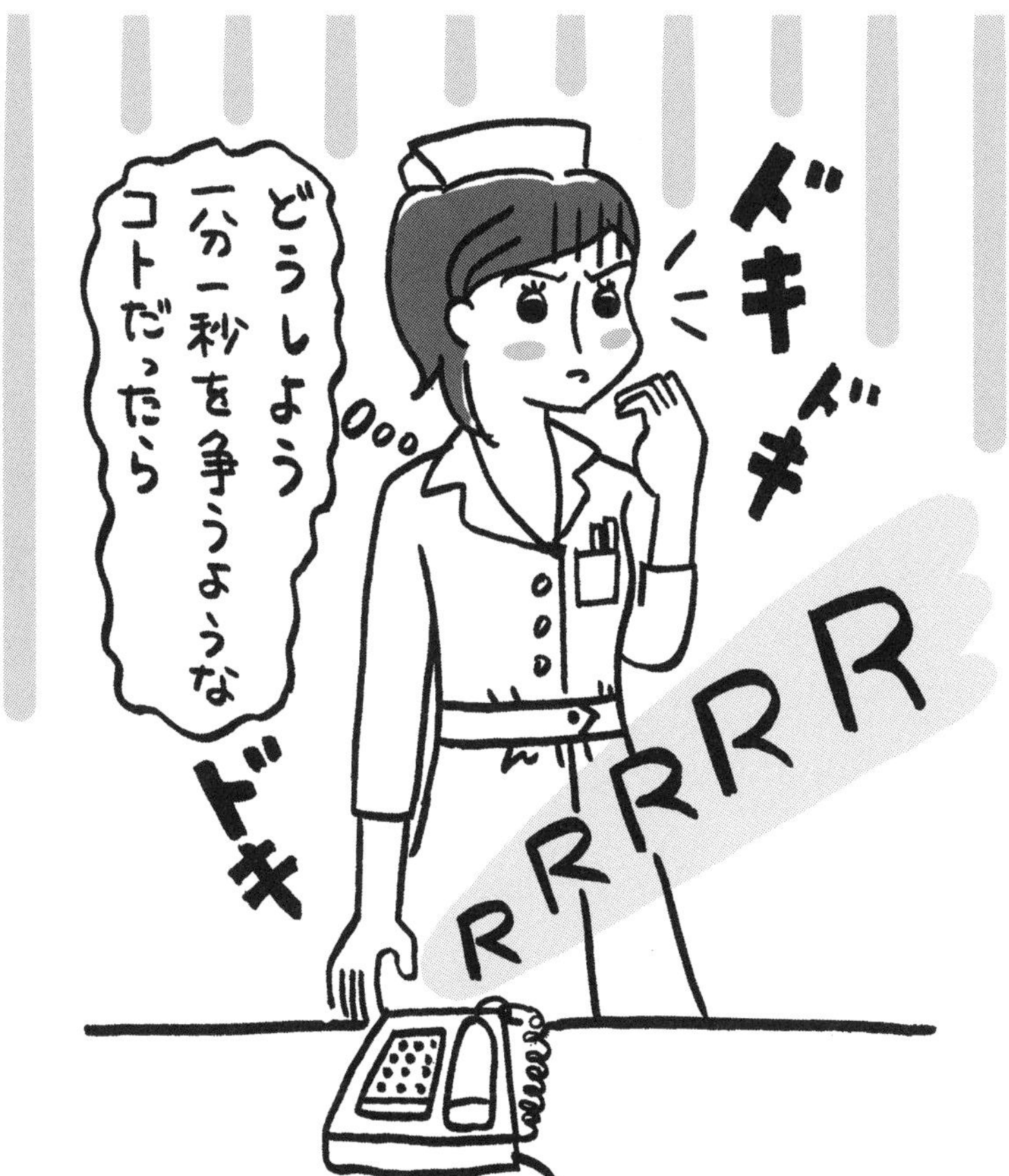
どうしよう
一分一秒を争うような
コトだったら
ドキドキ
ドキ
RRRRRR

15
「わかりません」ってありだっけ？

●「○○でしたよね」と聞き返すほうが好感される

「なんでもわからないことがあったら、迷わずにすぐその場で聞きなさいね」と先輩やプリセプターがいってくれるのですが、カオリさんは質問する前に、そのわからない部分をどう言葉にするかがわからない状態です。入職する前に勘所だけでも勉強し直しておけばよかった、と思いますが、あとの後悔先に立たずそのまま。

きついでしょうが、帰宅してからのほんの少しでも、わからなかったことをテキストで確かめましょう。そうすれば、言葉化ができるようになり、「ここはどうしたらよいのでしょうか？」という具体的な質問ができるようになります。最悪なのがわからない、わからないでそのままに進んでしまうことです。どこがわからなかったのかを、メモで書き留めておくことも重要です。とにかく、できることから一歩ずつ進んでいきましょう。

質問する要領もマスターしていきましょう。「私、内気なもので…」なんていっていられませんよ。わからないままはミスを起こす大きな要因です。先輩に「○○はどうなのかわかる？」と聞かれた場合、「わかりません」というより、違ってもいいから「○○でしたよね」とたずねるほうが好感されます。違っても「○○はそうではなく、××でしょ？」と先輩も具体的に答えを教えやすいからなのです。

病棟をさまよう新人ナース…

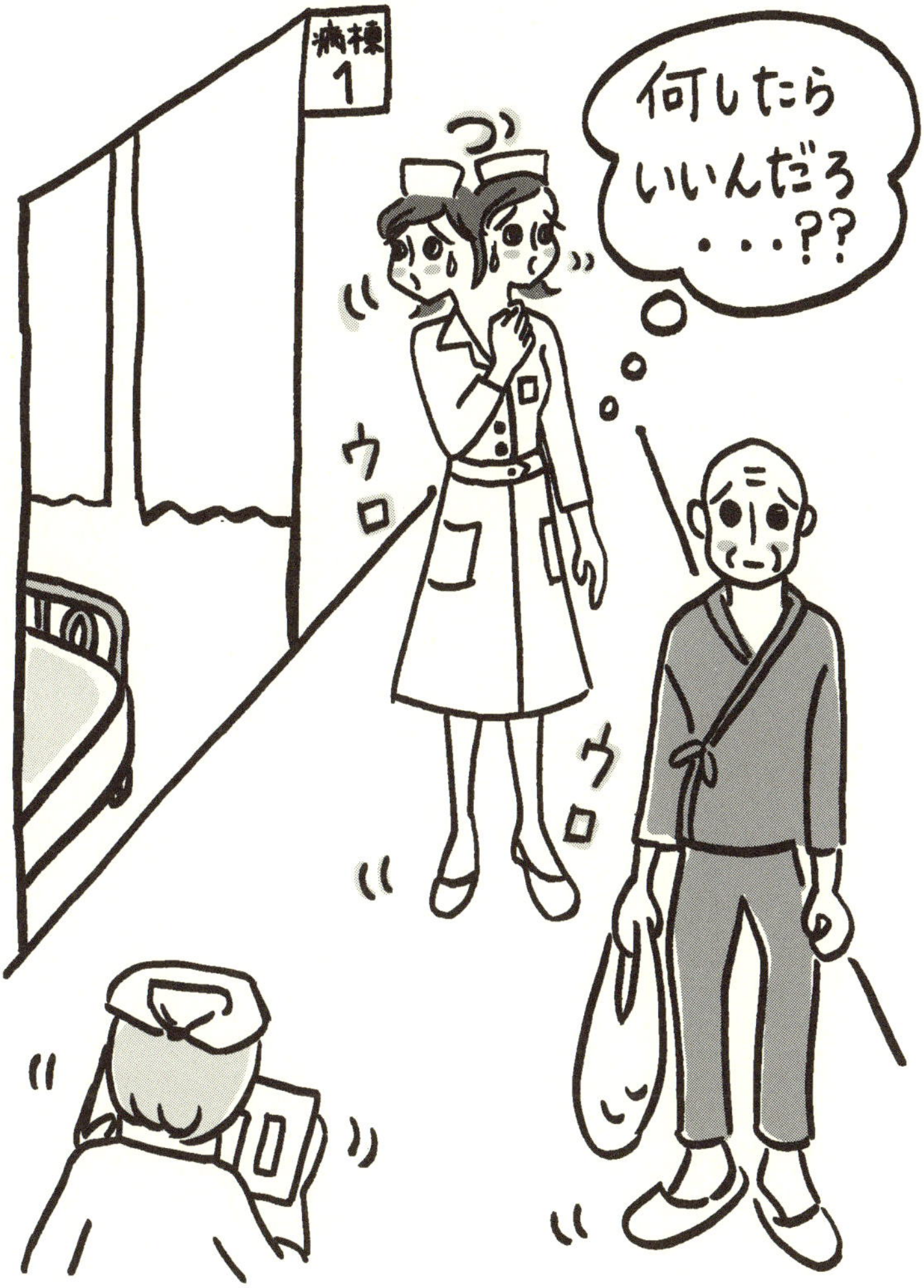

16

夜勤で患者が急変したらどうしよう？

夜勤ほしい！の先輩の脇で不安・緊張の連続

病院によって違いはありますが、だいたい入職3カ月を過ぎたころから、夜勤のローテーションに新人ナースも組み込まれます。「夜勤から看護が見えてくる」というナースがいるほどに、夜勤は新人ナースといえども自分の状況判断が問われ、また責任の重さにオロオロしてしまったりするものです。

もう1つ、新人ナースにとってキツイのが、ほとんどの人がこれまで徹夜で仕事をするという経験がないために、1～2時間程度確保された睡眠時間にはとても眠れないことです。特に多くのナースが2交替制のほうがキツイといいます。

2交替制では夜勤は16：00から翌朝9：00といった勤務となります。途中に1、2時間程度の休憩（仮眠）を入れて16～17時間もの長い夜勤となるのです。3交替制の場合は、24時間を日勤、準夜勤、深夜勤の3交替にしますので、原則8時間の勤務となります。夜勤で新人ナースが恐れるのは、患者の病状の急変や、救急患者の入院があるからです。少人数での夜勤で続々入るナースコールの間に急変が続いたり、急患があったりしたら、新人ナースはパニックになりかねません。不安と緊張が襲いますが、とにかく先輩ナースとのチームワークで乗り切りましょう。

17

私、やっぱり看護師に向いてなかったんだ？

そう思ったときが、本当の〝学び始め〟

新人ナースが陥りやすい（?）のが「私、やっぱり看護師に向いてなかったんだ?」病です。新人ナースは採血はだめ、注射は痛がられる、患者から何を聞かれてもわからない、ドキドキ、ガクガクしながら病棟内を駆けずり回っているだけ……と自分を卑下してしまいがち。どんな仕事でも新人はみんなそうです。ただ、ナースの仕事は患者の生命にかかわるので、ほかの仕事の新人よりもはるかに初めの緊張感、不安度が高いのです。しかも、学生時代に実習で現場に来たときとは、責任がまったく違うため、新人ナースはとまどってしまい、「私って…」病になってしまいがちです。

新人ナースの現場は実際に病気で苦しんでいる患者が相手です。データやテキストや書面上でのことではなく、現実に直面してそこで気づいたり、判断したり、学ばなければなりません。俳優養成所の学生がいきなり、本物の舞台に出されるようなものです。ストレスでいっぱいになって当たり前。舞台なんて私には無理と思うのも、まったく当たり前なのです。

それだからこそ、相談できるプリセプターなどの制度があるわけです。数カ月程度で「向いていないかどうか」判断できるはずがありません。どんな仕事でも最初の段階ほど大切な時期はないので、まずは学ぶことにエネルギーを注いでください。

第2章

新人ナースの仕事のヒント

1 自分で小さな目標を設定する

●明日は「これをうまくやろう！」程度で十分

どんな仕事の新人にもいえることがあります。「まじめすぎるヤツはあぶない」「目標が高すぎるヤツは挫折が早い」というものです。まじめさがまったくない人間は論外です。しかし、まじめすぎると柔軟さがなくなり、適応力を欠いてしまいがちです。高い目標は実現できないので、「どうせ自分はだめなんだ」という逃避の理由に使われる結果をつくります。

ですから、毎日の「やる気」を後押ししてくれる適度な、小さめな目標を立てましょう。たとえば、「注射をもう少しうまくできるように上達させよう」といったことでいいのです。スポーツ選手などが盛んに取り入れているイメージトレーニングのスキルを使うのもよいでしょう。前の晩に、皮下注射なら皮下注射の、筋肉内注射なら筋肉内注射のやり方を、プロセスとして頭に描いていきます。こういうようにやればうまくできる、とイメージして、「できる！」と繰り返す方法です。

実際、翌日に患者に注射したら「痛た～ッ」ってこともありますから、一歩後退二歩前進の気持ちで、あまり、こだわりすぎないほうがいいのではないでしょうか。でも、前日に「明日はこうするぞ！」と思うことはパワーを作るよい方法です。

適度な目標を設定しよう！

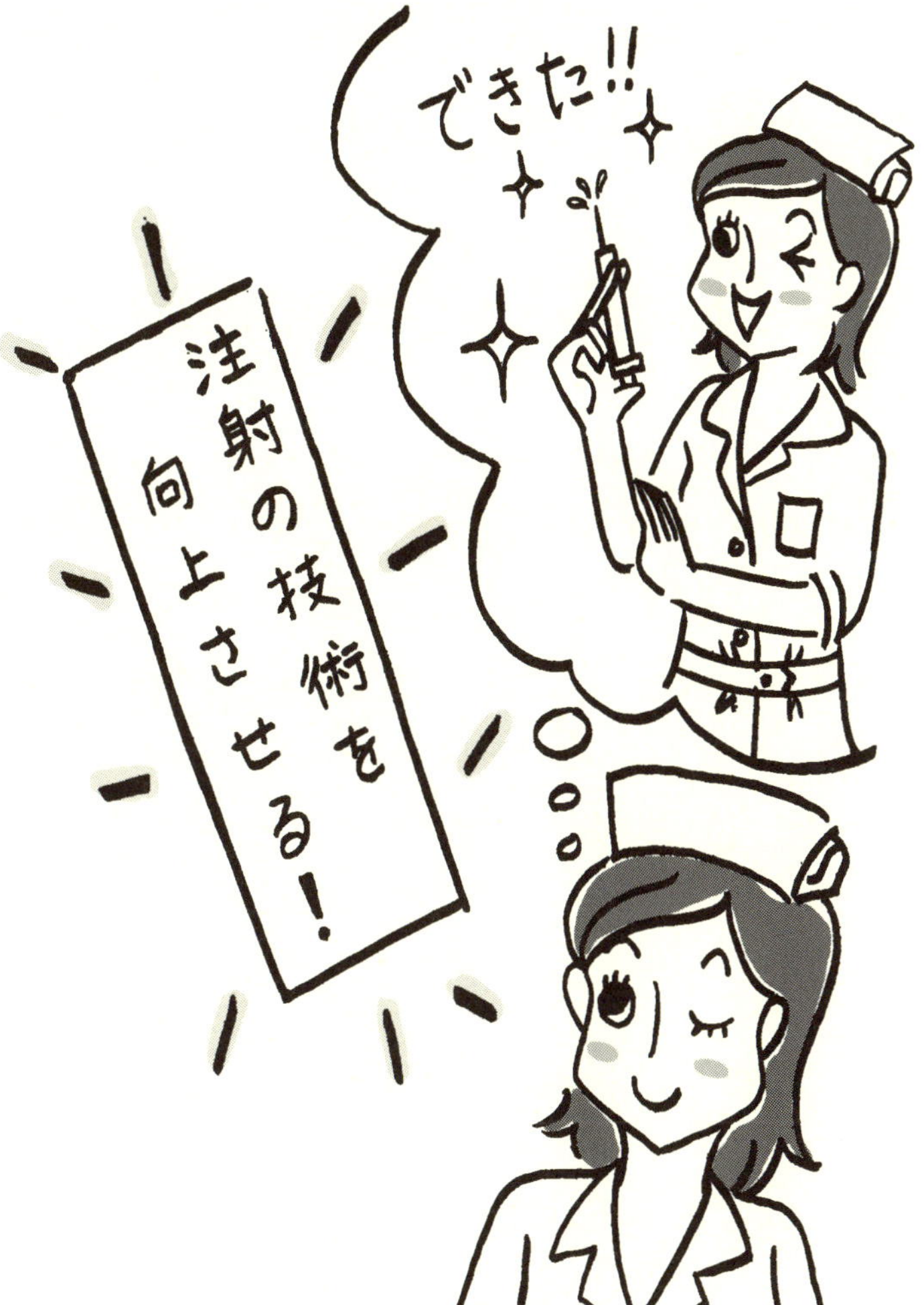

2 モチベーションを長持ちさせる特効薬

●それぞれの方法で小さな面白さを発見しよう

あるナースは「大切なのは達成感ではなくて、小さなことでもよいから仕事の中に面白いと思えることを見つける力」といっていました。これはものすごくよい言葉だと思います。仕事のヒントがたっぷり入っています。仕事というのは本当はいつも、小さなことの積み重ねから成り立っています。それの繰り返しが仕事です。その繰り返しの中で、仕事には大波小波がやってきます。その波に揺さぶられ続け、苦しくてつらくてどうしようもないとき、ふと「あれ、それって面白いな〜」という小さな発見ができたらしめたもの。いやなこと、つらいことはそれとして、その面白いことに心を向けることです。

達成感という発想でいくと、失敗したり、いやなことばかりに出合うと、「あれもだめ、これもだめ」というマイナス探しのゲームに入ってしまうのです。マイナス探しのゲームというのは一種の逃避です。厳しい現実に直面した場合の「防衛機制」なのです。「自分はどうせだめナース」とマイナス印を自分で貼って、もっと大きな「不快・欲求不満や葛藤《かっとう》などから無意識に自分を守ろうとする」のです。

だから達成感主義じゃなくて、「気づき」「発見」こそ大事です。患者に対する気づき、仕事の勘所への気づき……それを力にして一歩一歩自然体で進んではいかがですか？

モチベーションを長持ちさせる特効薬？

＜ナイチンゲールの言葉＞

ところで、看護については「神秘」などはまったく存在しない。よい看護というものは、あらゆる病気に共通するこまごましたこと、およびひとりひとりの病人に固有なこまごまとしたことを観察すること、ただこの２つだけで成り立っているのである。

看護というものは、いってみれば小さな〈こまごま〉としたことの積み重ねなのです。小さな〈こまごま〉としたこととはいいながら、それらをつきつめていけば、生と死とにかかわってくる問題なのです。

『ナイチンゲール言葉集』　薄井坦子編　現代社より

詩人たちは「大自然の魅力」を情熱を込めて讃えあげる。しかし私は思うのであるが、およそ大自然のただ中に立って感じる魂を貫かれるような歓喜といえども、ロンドンの裏通りに閉じ込められた病人たちが、団栗（どんぐり）や橡（とち）の実を高さ６インチ（15センチ）ばかりの樹木に育て上げる、その喜びにはとても及ばないのである。おそらく、ヨーロッパの隅々までを一生かけて旅行しても、それほどの悦びは得られないであろう。

『看護覚書』改訳第６版　薄井坦子訳　現代社より

3 いま新人ナースに押し寄せている現実とは？

●医療の高度化・医療の効率化・医療のサービス化

あるナースが知り合ったヨーロッパのナースに、自分が勤務する病院の「看護基準」を話したところ、「それは患者に対するネグレクトだ」（患者に対する放置・無視・適切な看護の放棄）といわれたという話があります。日本の医療はベッド数に対するナース数が欧米に比べてきわめて少ないといわれているのです。これは、当然ナース自身の肉体酷使や精神的ストレスにもつながります。

またある経済産業医は「病院は労働安全面で大きな問題を抱えている職場」だと指摘しています。「紺屋（こうや）の白袴（しろばかま）」です。患者の病気や健康に向き合う現場の職員が、製造業など他の職場よりも職員の安全・健康を保つのに不適切な状態におかれているのです。さらにいま医療・看護の現場に「医療の高度化」「医療の効率化」「医療のサービス化」という3つの大波が押し寄せています。医療の高度化に新人ナースは否応なくそれに飲み込まれていきます。

医療の高度化により、ナースは次々に導入される高度医療機器への知識や、最新医療技術を理解することが要求されます。そしてミス防止のために細心の注意が求められます。診療科1つとっても、内科は循環器内科、呼吸器内科、消化器内科、内分泌内科と細分化・専門化し、ナースはそれに応じた専門性を要求されることになります。

いま新人ナースに押し寄せている現実

医療の高度化

- 診療科の細分化・専門化
- 病院全体が準ICU化
- 医療技術の高度化
- 過密労働
- メンタルストレスの増加
- ヒヤリハットの増加

医療の効率化

- 平均在院日数の短縮などにより、看護業務の密度が上昇
- 患者対応がアンビバレントに

医療のサービス化

- 接遇マニュアル
- 感情マネジメントの圧力

医療の効率化を追求するため、患者の平均在院日数を減らすことが常に求められます。ナースは患者に言葉では「ゆっくり直していきましょうね」といいながら、心の中では「○○さん、退院まだなの？」と思っている、というアンビバレント（相反する感情を同時に持つこと）を抱え込むことになります。これに、「いつも笑顔を絶やさずにね」とか「患者様にはいつも明るくさわやかに！」という「医療のサービス化」、つまり、感情マネジメント（表情を現実と切り離せ！）が加わるのです。よくナースは切れずに頑張っているな、と驚かされます。いや、実際にはこうした極度の緊張に耐えられずに、退職するナースは後を絶ちませんし、退職しなくても、心を病む（うつ）ナースが増えています。

こうしたとき、さまざまな心理的スキルによって心のストレスを和らげようという発想が出てきます。結論からいえばこれは大間違いです。現実に起きている職場状況を変えることなく、「気持ちだけときほぐそう」なんてむちゃくちゃな話です。あとの章で触れますが、「クリティカルシンキング」（論理的な思考）からすれば、それは論外ということになります。

日本看護協会が２００８年2月に発表した「２００７年病院看護実態調査」によれば、新卒ナースの離職率は「手厚い看護配置の7対1病院ほど低い」、また「夜勤専従・パートタイマー・短時間勤務導入による多様な勤務形態」の導入がナースの定着対策に「効果あり」と回答した病院が70％におよぶことがわかっています。現場の改善という車の両輪の１つがあってこそ、もう１つのメンタル技術も活きてくるのです。

4

「接遇マニュアル」や接遇訓練の軽いいなし方

●役立つものはいただきましょうね！

先に断っておきます（！）が、本書はマナーや挨拶を心からとっても大事なものと考えています（ホントです）。あとの章でしっかりその基本を書きます。ただし、「接遇」という言葉はあまり好ましくないと考えています。まずは、次の質問に答えてください。①接遇がよいけれど、腕の悪いパイロット、②接遇が悪いけれど、腕のよいパイロット。さて、あなたはどちらのパイロットが操縦するジェット機に乗りたいですか？　①と答えた方は、ここで本書を読むのはやめたほうがよいでしょう。

パイロットをナースに置き換えても同じことだと本書は考えます。ホテルのフロントやフライト・アテンダントといった方たちが接遇訓練をやるわけですが、この2つの仕事は接遇の占める割合が非常に高いのが特徴です。フロントなどは9割以上がそうといってもいいですね。では、はたしてナースの仕事はどうでしょうか？

ただ、挨拶の訓練などというものは、子ども時代に家庭で、また学生時代に学校でやった経験のある新人ナースはまずいないはずです。そんな貴重な場を提供してくれた病院に感謝して、役立つものはしっかりといただきましょうね！

日本は微笑みや笑顔がとても好まれる社会です。かくいう私もその一人です。ところがそれは

「ところ変われば品変わる」で、文化風土によってまったく違うことを知っておくといいかもしれません。その上で朗らかに微笑みながら「接遇マニュアル」を読み、明るく接遇訓練をするのが、精神衛生上とてもよいと思われます。

私は昔インドを旅した経験があります。当時のインドは非常に貧しくて、街には「バクシーシュ」（インドで喜捨、いわゆる恵み、つまりは「金をよこせ！」という言葉）を求める子どもから大人までがあふれかえっていました。北から南、そして東から西と旅しましたが、インド人はバクシーシュを求める際、眼光鋭くこちらの目を見すえて、表情一つ変えることなく、ただ一言、「バクシーシュ！」といいます。

これはどういうことかというと、喜捨というものは「お前がお前のために何かよいことがあるように天に差し出す」ものなのだから、自分が「ありがたそうに、あるいはすまなそうに、お前に表情を作る理由はまったくない！」というものです。まあ、わかりやすくいってみれば「接遇マニュアルの真逆！」というところでしょうか。

インド人はゼロを発見したことでも、ＩＴ大国であることでもわかるように、非常に論理的です。「天に差し出された金を自分が天からもらうのだから、お前に対してはいかなる精神的な劣等感などを持ついわれは断じてない」のです。特にインドアーリア系（要するに古い時代にインドに入ったヨーロッパ系民族の子孫）が多数の北インドでは、何かこちらが悪いことをして怒られている気分になるほど、鋭い目で睨まれます。

ところがです。東京に帰る旅の最後に入ったカルカッタ（現在のコルカタ）でまったく別のカルチャーショックを受けたのです。私が泊まったボロ宿の掃除を仕事にしている少年がいました。日本でいえば小学校1年ぐらいの年齢です。この少年が「金をくれ!」と手を差し出したので、私は非常にわずかな金を差し出しました。すると、その少年はその金をポンと私に投げ返したのです。「いらねえや、こんなはした金!」といったところです。これにカルチャーショックを受けたのではありませんよ。そのあと、その少年が照れたように「ニャッ」と微笑んだことです。北から南から西から旅をしてきて、この「照れ笑い」に出合ったのはこのカルカッタの少年が最初で最後でした。

そう、この少年の「ニヤリ」は間違いなく、日本人と同質の「東南アジア」の照れ隠しの微笑みだったのです。カルカッタが州都である西ベンガル州はインド東に位置し、同じ民族の国バングラデシュ(ベンガル人の国、という意味)を経て東南アジアに至ります。あの少年の照れ笑いの意味はなんだったのでしょうか? あれ以来、ずっとそれを考え続けてきました。おそらく、「ポンと啖呵《たんか》は切ったけれど、そう論理に徹するのも何か違うかなあ、そう演じている自分には納まりきれない、情がふっと身体から表に飛び出すよなあ…」というニヤリではなかったか、そう思うのです。

なぜなら「表情」というのは、表に出た情ですよね。新人ナースのみなさん、少しわかっていただけましたか。人の表情とはこれほど、深いものなのです。接遇もよいでしょう。表情を作ることが必要な時、場所はたくさんあります。でも、ナースにとっていちばん大事なのは、患者の表情からどれぐらいの情報をつかみ取れるのか、どれだけ情を感じ取るセンサーを持っているかではないでしょうか。

接遇を危惧するのはなぜ？

接遇よりも、患者の心や表情を感じ取るほうが大事だと思う理由を確認しておきます。接遇は、日常生活ではほとんど使わない用語です。つまり業界用語です。その意味は、三省堂の「大辞林」では「もてなすこと。接待すること」、小学館の「大辞泉」では「もてなすこと。応接すること」となっています。

「もてなす、接待、応接」というのは、感情マネジメントの中の技法（スキル）です。形式、儀式です。ですから、接遇を受け取る側も「お愛想（あいそ）」半分（あるいは何割）と割り引いて受けとめます。

接遇化の持つ危険は、心、感情を発動することなく、表面的な「微笑み」「笑顔」ですませていけるベクトルを備えているからです。

日本赤十字看護大学教授の武井麻子さんは「接遇マニュアルは、皮肉にも看護師を『自然な感情をもって患者に向き合わなければならない』という職業的価値観から解放しました。「もはや自然に沸き起こる共感や同情でなくていいのです」（『ひと相手の仕事はなぜ疲れるのか』大和書房）といいます。接遇マニュアル化は、ナースの自然な感情の発露を喪失させる原因なのです。

日本はサービス業の従業員に「微笑み・笑顔」が強制される社会です。新人ナースの方たちも、それが世界中どこでも同じと思っているでしょう。

ところが麻井さんが前掲書で書かれていることを読むと、アメリカでは「笑顔を強制されたり、スマイル・トレーニングを受けたりすることは、人間として侮辱されることだとして、抵抗が高まってきている」そうなのです。

社会学者のラズの研究によればアメリカでは商業的な微笑みは徐々に価値を失っているそうですし、アメリカのフライト・アテンダントはいまやニコリともしないし、ファーストフードの店員の無愛想さを形容するのに「マクドナルドの店員のような」という比喩が使われる、と麻井さんは書いています。

「東南アジアの微笑み」に属する日本社会で、「微笑み」志向が消えてなくなるとは思えませんし、なくなればいいというものでもないでしょう。しかし、極端や無理はよくありませんね。

新人ナースがいつも表情を作るのに疲れたとき、頑張りすぎて心がボロボロになりそうなとき、読むといい詩を上げておきます。

日本では交流分析と組み合わせて取り入れられている「ゲシュタルト療法」を作った精神科医F・パールズが、彼のワークショップでゲシュタルト療法の考え方を盛り込んで好んで読んで聞かせたという詩です。「そんなにポジティブでなくていいよ、あるがままでいいよ!」という詩です。

ゲシュタルトの祈り　F・パールズ

私は私のために生きる。

あなたはあなたのために生きる。

私はあなたの期待に応えるために、
この世にあるのではない。

そしてあなたも、
私の期待に応えるためにこの世にあるのではない。

私は私。

あなたはあなた。

もしも、縁があって、
あなたと私が出会えたのなら、
それは素晴らしいこと。

たとえ出会えなくても、
それもまた素晴らしいこと。

5

看護って心を働かせる仕事

●ナースの考え（看護観）→患者への働きかけの基礎となる

「看護の仕事とは？」というとき、看護をもっとも根源的（ラジカル）な場で考えたナイチンゲールから始めるのが、順当です。

ナイチンゲールは看護を「患者の生命力の消耗を最小にするように生活過程を整えること」としています。彼女は「病気とは健康を妨げている条件を除去しようとする自然の働きかけである」としています。そこで、自然治癒力を持った人間（患者）を最善の環境に置くためのあらゆる気配り（ケアリング）が、看護ということになります。病気＝回復過程とする彼女の考え方は、クリミア戦争からの帰国後、亡くなるまで50年以上もベッド上の生活を余儀なくされた中で培われたものであり、ナイチンゲールの看護学は同時に患者学であるといってよく、深度を持った言葉がちりばめられているのは、そのためだと思います。

「自然は病気というあらわれによって癒そうと試みているが、それが成功するか否かは、部分的には、いやおそらく全面的に、どうしても看護いかんにかかってこざるをえない」（『ナイチンゲール言葉集』）。彼女はナースが患者へ持つべき関心の基本は、「その症例に対する理性的な関心」、「病人に対する（もっと）強い心のこもった関心」、「病人の世話と治療についての技術的（実践的）な関心」の3つだとしています。

6 新人研修をこう活かそう

●4月新人研修、3カ月研修、6カ月研修など

新人研修がまったくない病院はないでしょうが、新人研修の組み方は各病院でさまざまとなっています。ある病院の例で話しますと、3月下旬に「看護技術の演習」(採血や注射の演習)を行なってから、入職式を行ないます。その後、1週間の新人研修で社会人としての心得(マナーなど)を始め、病院全体のシステムの説明などを実施します。

同病院ではその後、夜間勤務研修を5月に行ない、6月から3カ月研修に入ります。そこでは新人ナース同士が日ごろ感じている不安や悩みを交換する場が設定されます。また、今後、キャリアをどう開発していくかの説明を行ないます。同病院では、新人ナースがこれからどのようにして自分の能力アップを図っていくかをレポートにして、それをもとに看護師長との話し合いを持ちます。これは新人ナースにとってかなり、緊張する時間です。

それから9月には6カ月研修が行なわれます。ここではメンバーシップについての話し合いを行ないます。また、6月からの3カ月研修で、立てた目標がどのぐらい具体化できたのかについて、上司とミーティングする機会を設けています。新人研修は体系立てて学べる貴重な機会です。積極的に知識・技術・姿勢を身につけるようにしましょう。

研修に出よう！

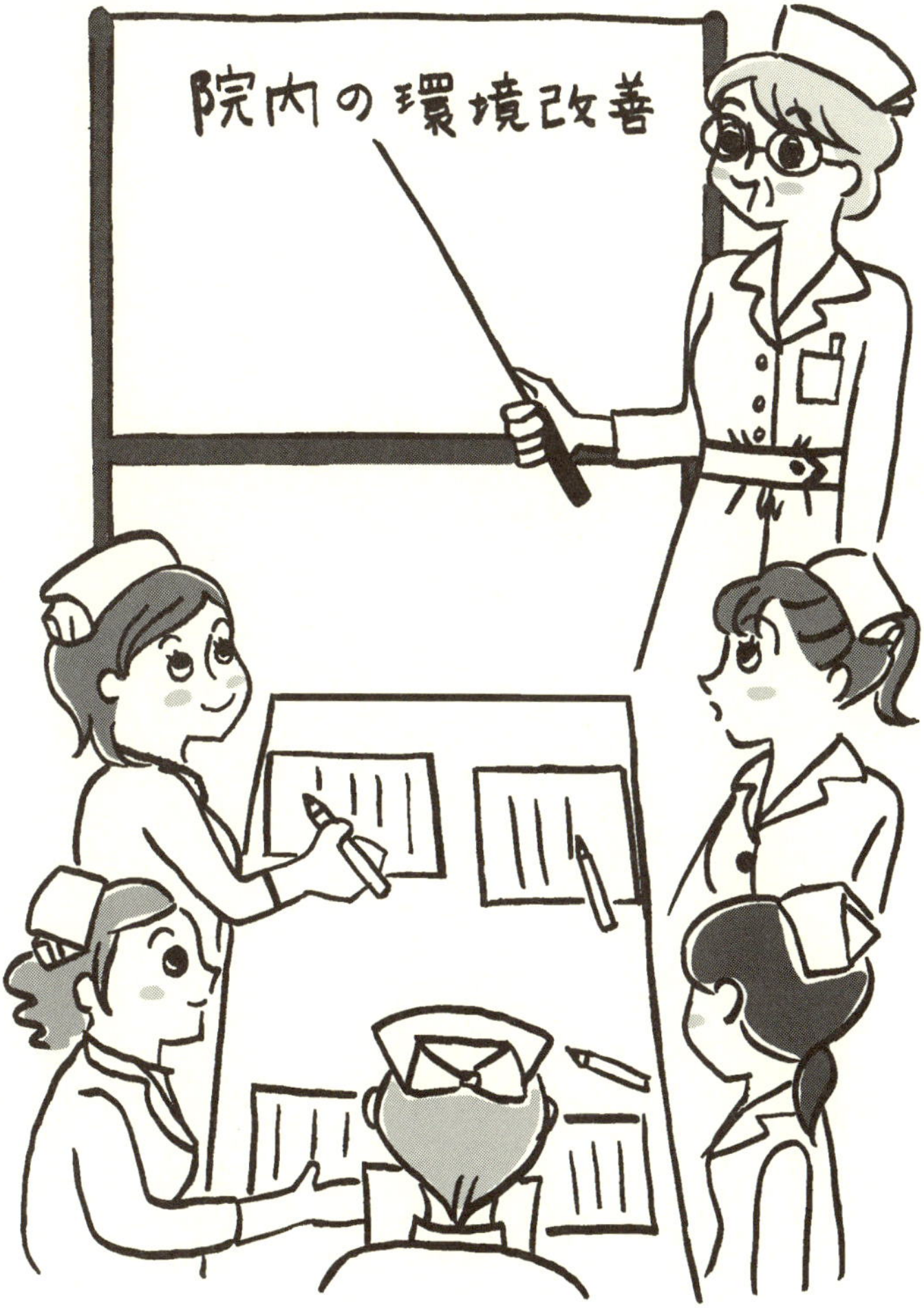

7

チームワークがナースの基本

いちばん大切な看護の土台、でもごたごたもつきもの

病院における看護はすべてチームワークのもとで行なわれます。それは同じ時間帯での横軸でのチームワーク、また病院は24時間医療・看護体制ですから交替するチームとチームの連携が的確になされていくことが不可欠です（縦軸）。この横軸・縦軸のチームワークがうまく機能しない場合、大切な情報が伝達されずに医療事故などにつながる危険性があります。

患者の巡回でナースが得た病気の基本データから気づきまで、横軸・縦軸で伝達・共有されていくことがチームケアの基本です。新人ナースにとって重要なのは、「もしかして？」とか「ちょっと、おかしい」といった気づきを絶対に自分だけで処理せず、チームの先輩に相談することです。「わからないこと、疑問に思ったことは必ず聞く」ということが不可欠です。

このとき、先輩ナースやプリセプティが「自分も仕事に追いまくられている」、「自分も実はその事例への的確な知識や技術を知らない」といった状態だったりして、思わず新人ナースが傷つくような応答をする可能性があります。「聞かなければいけない」と思って勇気を出して聞いたのに、「そんなことも知らないの…」といった返答をされると落ち込みます。ひどい場合は主任、師長への相談をためらわず行ないましょう。

8 訪問看護がやりたい

まず2～3年は病院で基礎を学んだほうがよい

看護学校や看護大学を卒業して新人ナースとなる人や数年のナース経験を経た人たちの間で、「訪問看護」をやりたいという人が増えています。また「心の看護」をやりたいという人も増えています。

その理由は直接聞いていませんから、一つの推測にすぎませんが、高度化する医療の現場で数値の変化を測定したり、もっぱら患者の疾患への治療を援助することに終始する看護に違和感を覚えるナースが増えている、ということかもしれません。

それはともかく、新人ナースからあるいは1年ほどの経験で訪問看護につき、結局は無理でいったん病院勤務に戻った例を聞いています。

ナースが訪問看護に魅力を感じるのは、ナイチンゲールの言葉を借りれば、そこに「病気の看護ではなくて、人の看護」があるからでしょう。

しかし、だからこそ、ナースが一人しかいない現場で病いを抱えた高齢者あるいは障害者の心身の状態にきちんと対応できる力が必要となります。それにはある程度現場を経て得た知識・経験・技術の蓄積がないとむずかしいということです。まず2～3年は入職した病院で基礎をしっかり学ぶほうがよいかと思います。

9 開業看護師になる夢

看護事務所開設、ケアマネージャー、助産院など

人にはタイプがあって、集団、チームで行動することに魅力を感じる人と、個人で独立して何かをやってみたいという人があるのです。ナースの場合、病院でのチーム看護が基本ですが、独立した看護の場がまったくないわけではありませんし、だんだん、それにチャレンジするナースも出てきています。

完全な開業看護師として事務所を開設しているナースもすでにいます。この場合は、医師の自由診療と同じ、自由看護という仕事の仕方になるでしょう。また助産師の資格を持っているなら、将来、助産院の開設という方法があります。

保健士の資格があれば経験を積むと、主に介護の対応にあたる「地域包括支援センター」の仕事につく資格が得られます。地域包括支援センターの保健士は1人ですから、独立型に近くなっています。また、介護のケアマネージャーの仕事に就くナースは非常に多いですが、ケアマネージャーは個人事務所を開設できます。また、心の看護に興味があるなら、将来「リエゾン精神専門看護師」を目指すことも選択肢の1つです。病院内でナースや患者の心のケアにあたる仕事ですが、チーム看護とは外れた独立性の高い仕事です。そのほか、山小屋専門の季節看護師をやっているナースもいます。

選択肢はたくさんある！

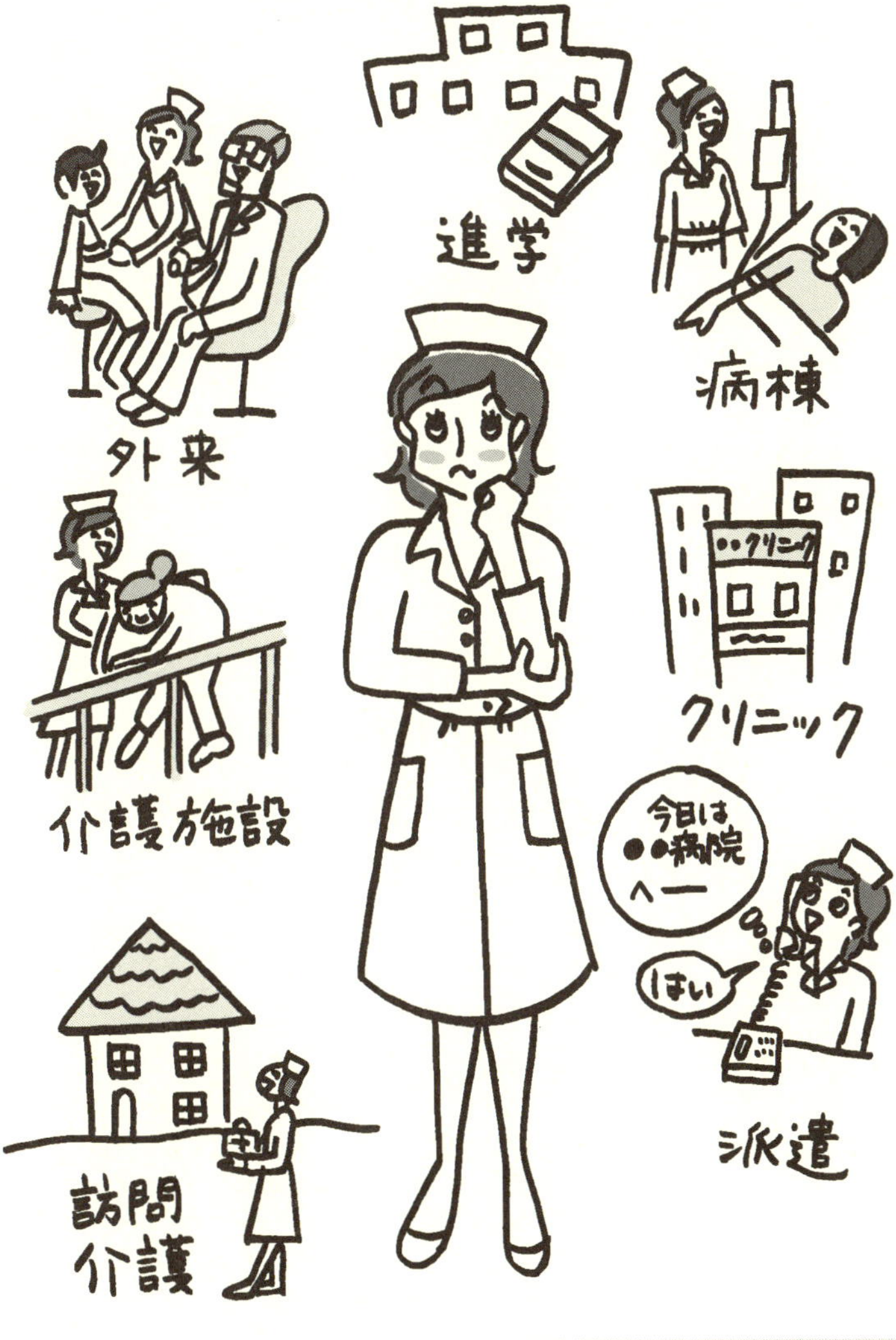

進学
病棟
外来
クリニック
クリニック
介護施設
今日は●●病院へー
はい
派遣
訪問介護

第3章

先輩・同僚とのコミュニケーションのコツ

1

先輩と後輩関係どうしたらうまくいく?

●重すぎず軽すぎずな「間の取り方」の獲得を

企業社会では高度成長が終わり、サービス社会化の進行の結果、年功序列が崩れ、年下の上司を持つことも男性社員が女性の上司を持つことはままあることになっています。年齢差やジェンダー（性差）への考え方をたわめていかないと、仕事もチームワークもなりたちません。ところが、依然として女性が圧倒的に多いナース社会では、何年入職が決定的な位置づけとして機能する傾向があります。先輩――後輩関係が意識を強くしばってしまうのです。

これは新人ナースが「疲れると感情をむき出しにして自分にあたる先輩に、どうしたらいいのかわからない」といったケースとはかぎりません。逆に先輩が「いまの新人って何なの？　ナースコールが来たときに先輩が出ても当たり前の顔して、お礼の言葉ひとつない。それでいて、ちょっとしかっただけで、新人で集まって逆襲してきたり、『師長に相談しますよ！』だって。こんな疲れる職場はホント辞めたい！」と思っているケースもいくらでもあるようです。先輩――後輩関係を重すぎず軽すぎずにして、フラットな人間関係を取り入れ、「先輩に何かを教えてもらったら感謝の言葉は当たり前」、逆に先輩も「新人ナースがきちんと仕事ができたら、ときにはほめる」テクも取り入れてほしいものです。

新人はホメれば伸びる？

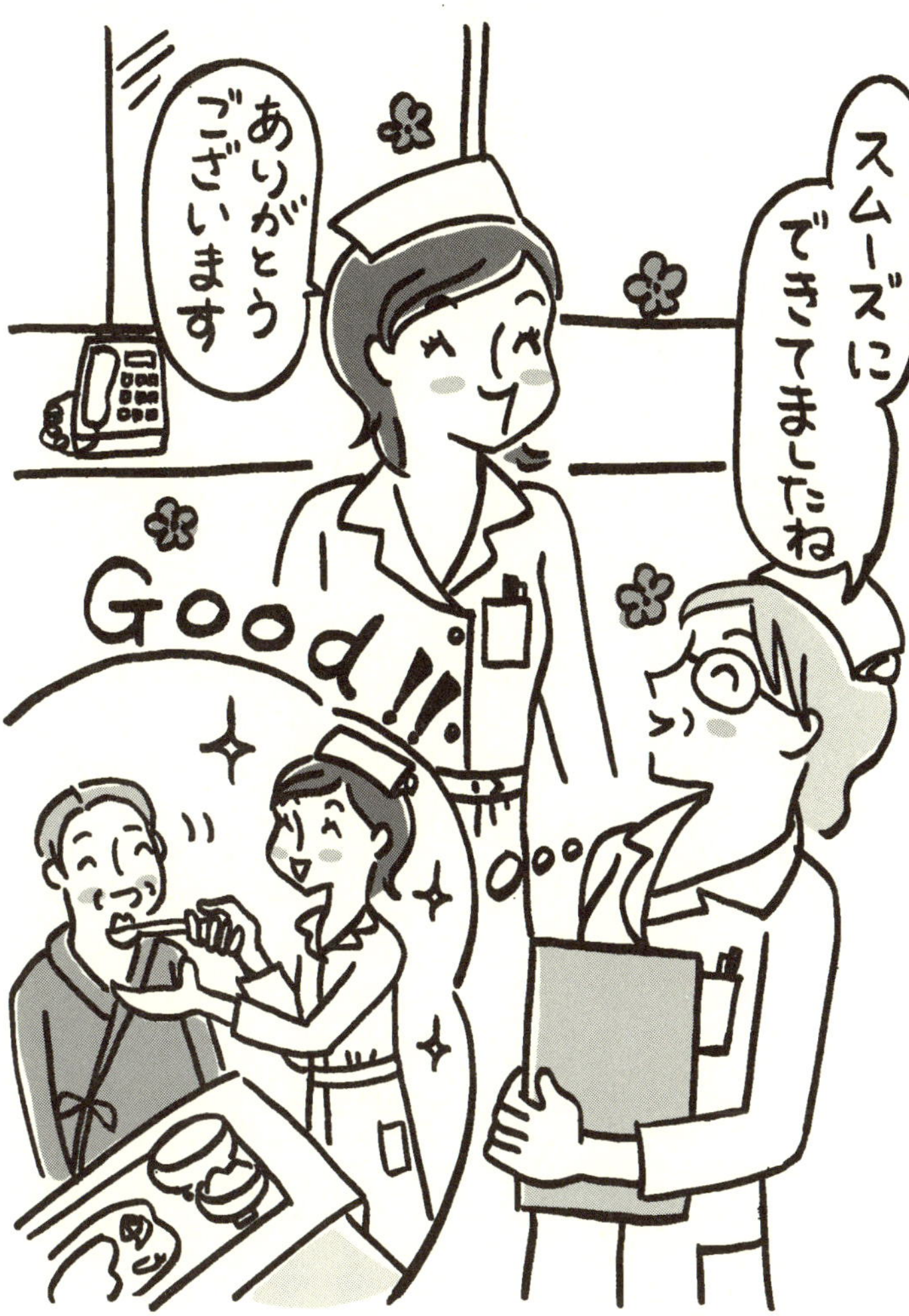
スムーズにできてましたね
ありがとうございます
Good!!

2 プリセプターと上手くつき合うコツ①

●プリセプターの気持ちを理解して、よい関係を築こう

新人ナースの教育では、プリセプターは母親的な役割を果たすことになっています。つまり、何をやってもできないひよこナースのAさんを「厳しくしかって指導しながらも、挫折しないように温かい気持ちで接して包んであげる」役割が求められるのです。だから、「何してるの？ 今度こそ、点滴をきちんとやりなさいよ！」と厳しい態度を取りながらも、「Aはうまくやれてるかな？」と、そっとあとでフォローしてくれたりするのです。

プリセプターは新人ナースの気持ちがわかるようにと、入職3年程度のナースがなります。ですから、心の中では「自分でも知識も技術もまだまだ。人を教えるなんてとっても無理」と不安でいっぱいだったりするのです。でも、その表情はAさんには出せない上に、ほかの先輩（お局さま？）には陰で、「今度の新人ナースのA、どうなってるのよ。いつまでたっても伸びてこないじゃない。あんた、いったい何教えてるの？」、「これ以上、チームの足引っ張らないように、しっかりしなさいよね」なんていわれていたりします。厳しいことばかりいうプリセプターの先輩が、「ホントは精神的肉体的に辛いのを顔に出さずに教えてくれているんだ」と理解できれば、ちょっと救われた気持ちになれるはずです。心を割って仕事をしていける関係になることがいちばんです。

後輩へのさりげないフォロー…

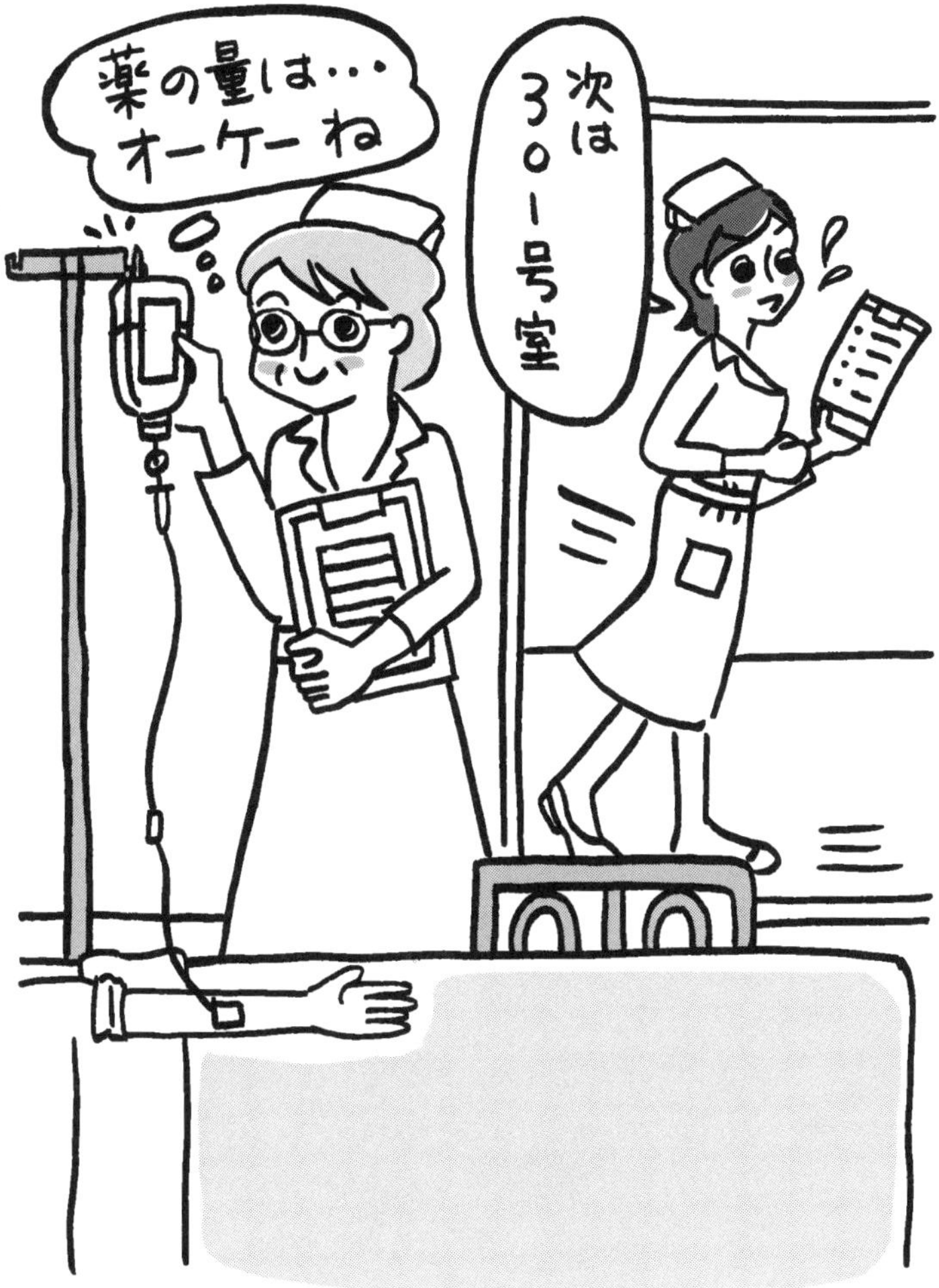

3 プリセプターと上手くつき合うコツ②

●プリセプターに「タメ口」を利いてはいけない！

プリセプター制度はひよこのプリセプティ（新人ナース）を、マンツーマンのペアで教え育てる（脱ひよこ）ための制度です。たとえば点滴準備の際の薬や注意する点からナースステーションでの報告の仕方、カルテの書き方まで、教え世話してくれるのがプリセプターの役割です。新人ナースといっても本当のひよこ期間は3カ月とされていて、永久に新人ナースを真綿にくるんでおくわけにはいきません。

しっかりサポートしながら、一人で歩ける（自立）ように指導することが目的です。だから、赤ちゃんに対する母親の役割にたとえられるわけです。もちろん、精神的なストレスがたまらないような気配りもしているのです。

担当の新人ナースの評価が低い場合、「自分の責任だ」と落ち込むプリセプターが多いのです。だからこそ、プリセプターがソフトでやさしい人だからといって、マナーゼロの友だちのような口の利き方（いわゆる「タメ口」）をされるのは、決して気分のよいものではありません。

マンツーマンの気やすさから、なりがちではあるでしょうが、オフのときはともかく、仕事中は御法度《ごはっと》と心得てください。

新人ナースとプリセプターの気持ち

新人ナース
（プリセプティ）

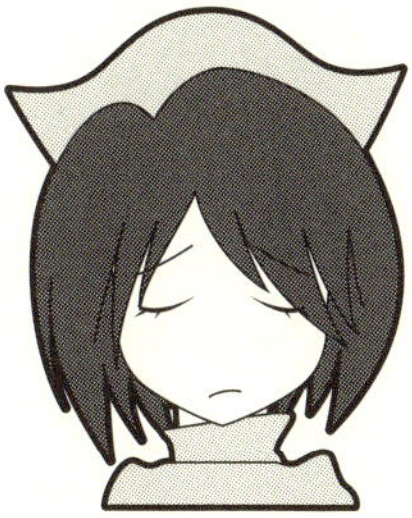

・プリセプターさん、やさしそう。でも親しくしすぎると嫌われるかも？

・やさしくしてくれるけれど、上達しない自分に本当は怒っているのかも？

・わかるまでとことん聞いてもいいの？

・落ち込んでいる気持ちまで相談していいの？

◇プリセプター制度

・できるだけ同じ勤務の時を多くして、プリセプティの指導・助言・相談
・ストレス過剰にならないような見守りをする

プリセプター
（経験３、４年の先輩ナースがなることが多い）

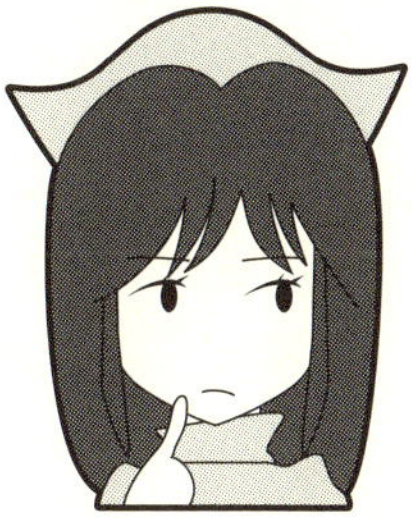

・上達が遅いけれど、厳しさが足らないから？

・もっとほめて、背中を押してあげたほうがいい？

・かなりできるから、少し、自分だけでやらせたほうがいい？

4 同僚とはできるだけ心を開いてつき合おう

●「Bさんはできて、私は…」に陥ると危ない！

新人ナース（ひよこナース）は、先輩ナース（母親）の愛情が自分には注がれず、ほかのひよこナースに注がれているのでは？　そんな同僚との愛情差がとっても気になるものです。だから、「Bさん、Cさんはとってもかわいがられたり、ほめられているのに、私は何にもいってもらえない。きっと、私はいらないんだ」と落ち込んだりします。

それから、「Bさんたちはどんどん上達していくのに、私はドジなひよこのまま」、「このまま一人置いて行かれたら、辞めるしかないかも…」と習得状態を思い詰めたりするものです。「自分だけだめ」という心の状態になると、閉じこもって「同僚とはホンネを出して話せなくなる」「失敗が怖くてオドオドして同僚にも目を伏せる」……といったモードに入りやすくなるものです。

本当はひよこナースはみんな「心の中は不安でいっぱい」なのです。でも、あなたが心を閉ざすと、相手も心開いて話ができず、コミュニケーションが断たれてしまいます。そんな同僚との比較ゲームに陥るよりも、飲み会や仕事のアフターで「私、○○がヘタで、全然自信持てないんだよね」などと、ホンネを話す機会を持ちましょう。「そうなんだ？　私、実は××が自信なくて、しょげてるんだよ」。そんな友人をぜひ作りましょう。

ホンネを話せる同僚は最高！

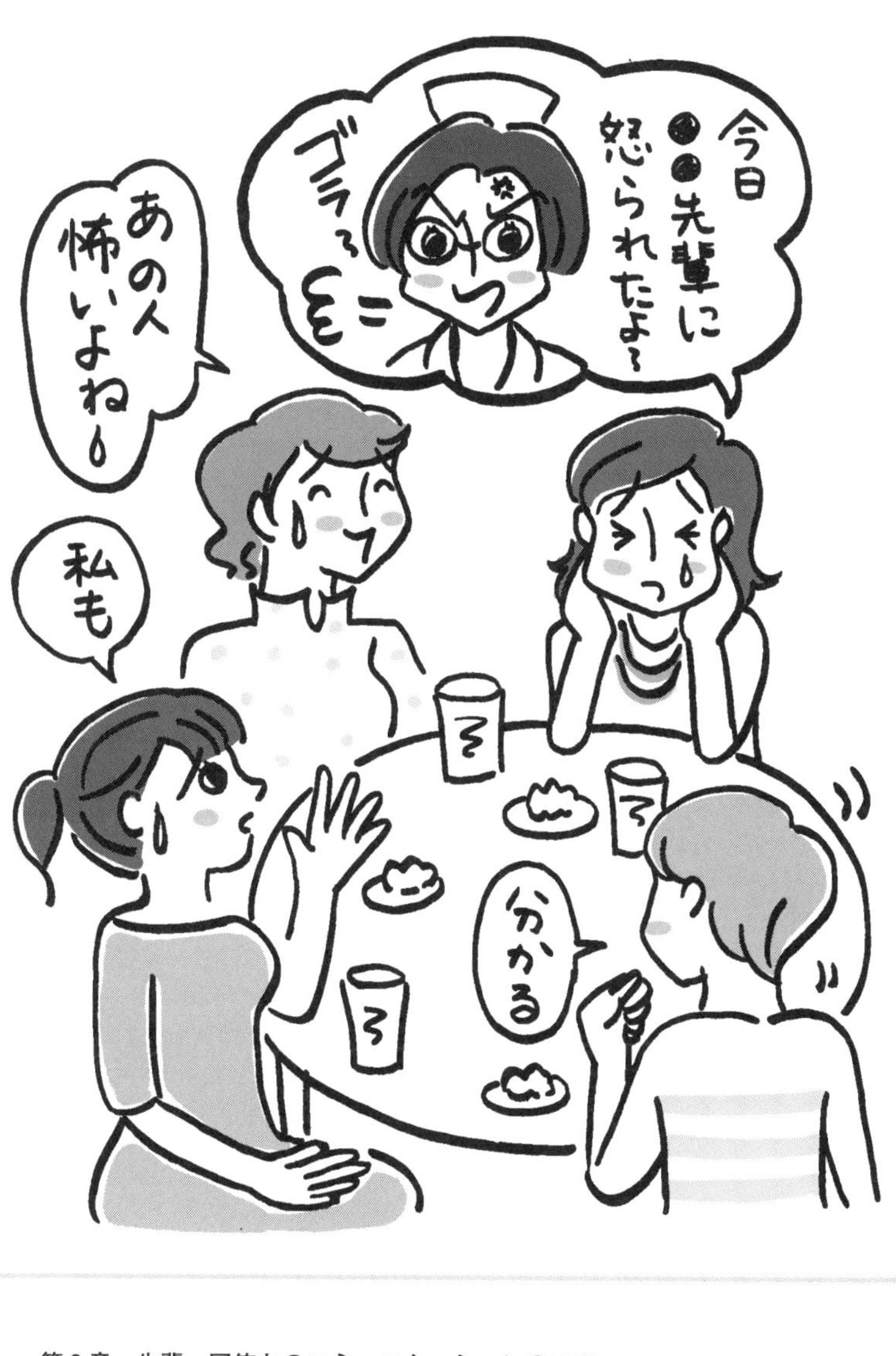
今日●●先輩に怒られたよ〜
ゴラ〜
あの人怖いよね〜
私も
分かる

5

新人ナースの「五月病」って知ってる？

●気分転換、息抜きのテクを身につけよう

大学生や新入社員が入学・入社してしばらくたったころ、「一生懸命になって入ったけれど、自分がやりたいことってホントはなんだったんだろう？」とか「みんなは活き活きやっているけれど、自分はここに入るべきじゃなかった気がする」、「目的も意欲も感じられない」という状態に入ることを「五月病」といいます。新人ナースの場合も入職してドタバタと研修に追われ、ふっと我にかえったころ、同じような状態に陥ったりします。

これって、「最初ドタバタ」の次にはむずかしくいえば、おそらく「いまの状態を哲学的に再構築しなければ…」という欲求が身体から発せられるのではないでしょうか。「ただ、流されるままに進んではいけない。主体的に自分のあり方を固めないと…」と思うこと自体はまともなことです。でも、実は入学だって入社だって入職だって、絶対的な目的なんてものはもともとないのです。なぜなら早い話が生きていること自体、絶対的目的などないのですから。これを「欲求自体が無理筋《すじ》」といいます。

こういうときに必要なのは、「気に入った洋服を買う」「エステに行く」「コンサートに行く」…なんでもいいから自分に合った気分転換をすることです。入職して緊張しながら頑張ってきたあなた。「意欲のない自分はだめ」と自分を責めないことが大事です。

うつになりやすい人の傾向

① まじめで頑張り屋

② 責任感が強い人

③ 几帳面で手抜きを嫌う人

④ 正義感が強い人

⑤ 周囲に気をつかい、明るくふるまう人

↓

必要なのは!!

① 無理しないで休息をしよう

② 早く帰って、たっぷり睡眠をとろう

③ 自分をいじめるな、エステでもなんでもOK、ご褒美主義で行こう

④ どんな話でもいい。目的なんていらない、誰かと落語みたいなおしゃべりを

6 人間関係が苦手という新人ナース

●「話がヘタで」と悩むナースが意外に多い

ナースの仕事は学校時代に思っている以上に対人的な仕事なのです。患者はもちろん、上司・同僚、医師との連絡や報告、質問から回答まで、常に言葉でコミュニケーションし、またしぐさや態度などの非言語的コミュニケーションをしっかり行なうことが要求されています。机の上でパソコンと一日中にらみ合うような仕事とはおよそ性格を異にしています。

これは相手もまったく同じで言葉1つ、表情の仕方1つに相手の感情が反応している職場です。「自分の臆病な言い方を相手はどう感じているのか?」、「オドオドしている自分はばかにされていないだろうか?」「Hさんのようにどうして滑らかな会話ができず、すぐ止まってしまうのだろう?」…そんな悩みを抱えているナースは必ずしも新人ナースに限らず多いものなのです。

そこで落ち込まないヒントは、「自分だけじゃない、実はかなりそんなナースがいる」、「すらすらだけがいい会話じゃない。とつとつとした会話だって人柄が重要」、「苦手な部分はこれからアサーションやら、コーチングやらを学んだりしてゆっくり変えればいい」…そういうふうに、長いスパンで見ていきましょう。

7 仕事以外の友だちを持とう

●内向きの情報ばかりじゃつまらない！

ある会社就職3年目の仕事バリバリな社員に、最近インタビューする機会がありました。その人は年1回開く大学のゼミOB会に必ず出席するそうですが、いちばん楽しみなのは同じ業界の人間の話を聞くことではなく、違った業界に就職しているOBと話すことだそうです。「目からウロコな異業種の話を聞くことは楽しいし、結果として有益な情報にもなる」というのです。その人は「なかなか違った業界の人と話をする機会はないものですから」ともいっていました。

これは新人ナースのみなさんにもいえるのではないでしょうか。看護以外の業界にいる知人・友人とときどき会って話すことは、とても有益です。

先輩ナースが話すことですが、ナース業界というのは自分たちが思っている以上にほかの業界とは異質です。デザイン業界だとか、販売業だとか、出版業界あるいは建築業界、なんでもいいから、少し違ったよその業界の話、情報を得るというのは、ナースとしての自分を考えるヒントにもなるかもしれません。

ナースの専門的な悩みは相談できなくても、人間関係の悩みなら可能です。別の業界の「トンデモな話」を聞くことだって、かなり面白いはずですよ。

8 新人ナースがチームに溶け込むテク

●ルーズな新人ナースはいちばん嫌がられる

ナースの仕事はなんといってもチームで行なわれるもの。チームの一員としてしっかりやっていかないといけません。そのためには、先輩がいちばん嫌うのはどんなことなのかを知っておくことが肝心です。

まず、先輩が嫌う新人ナースの筆頭は「ルーズな新人ナース」なのです。

先輩たちも、かつてのような先輩を絶対立てるような新人ナースを期待していません。ここ最近それはすっかり様変わりして、そんな徒弟制度のようなことを期待するなど到底できないことをよく知っています。

ですから新人ナースに対して、朝は会ったら「おはようございます」、何か連絡したら、「はい、わかりました」、指導したら、「はい、わかりました」あるいは「○○の部分がよく理解できないのですが」といった最低限の対応をしてもらいたい、そう思っているのです。

ルーズという点では絶対だめなのが「時間」です。

①出勤時間を守る、②病棟のスケジュールを守る、③患者の検査時間を守る、④書類はきちんと提出日に出す、といったことは守らないといけません。また、きちんとメモをとることを忘れないようにしましょう。

9 完璧主義者の上司とのつき合い方

●評価ばかり気にすると挫折してしまう

なんでもきっちりとやれないと気がすまない上司はどこの職場でもいます。特に看護の仕事は患者の生命とかかわっているのですから、細心の注意を求めることは当然です。ただ、完璧主義の人というのは、どこまでも部下をコントロールして、わずかなミスにもこだわり、根掘り葉掘りつっこんだりします。

ようするに職場の緊張感をひたすら高める、プレッシャー人間です。こうなると新人ナースはミスをしないように、指摘されないようにと、おどおどするばかりで、かえってミスを起こしかねません。完璧に徹する上司ならまだわかりますが、なかには感情の波があって、うるさく細かく指示するときと、なにもいわないでおいてあとから、ねちねち責める人もいます。

ともかく、完璧主義型の上司には、毎回毎回の言葉にできるだけ動揺しないようにしましょう。指摘の内容については受けとめて、おどおどせず、うまくできるように一段一段のぼっていくしかありません。上達には精いっぱいの努力を、プレッシャーには「いつものこと、気にしない」と心に呪文をかけて乗り切りましょう。新人ナース同士で完璧主義上司の「おこごと乗り切りの作戦会議」を開くのもよい手では？

10

診療の補助意外の大きな仕事

●「療養上の世話」と時間との板挟みは？

「病気の成り行きを決定する上において、注意深い看護がきわめて重要であるということは、至るところで、あまねく経験されている」、というのはナイチンゲールの言葉です。

たとえば、「患者のSさんの脚をさすって苦痛を和らげる」というのは看護における「療養上の世話」であり、ナースの仕事の大きな柱です。もう1つが「診療の補助」、バイタルチェックや点滴といったことです。ここで問題なのは後者は一定の予定時間でほぼ終わる看護ですが、前者のほうは、これが規定時間というものがないということです。

Sさんからすれば、痛みが和らぐから、「すまない」と思う気持ちはあってもできるだけ長く続けてもらいたいでしょう。しかし、何時何分からは次にやらなければならない作業が待っているとしましょう。新人ナースとしたら、次を責任を持ってやらなければならない、しかし、Sさんはうれしそうな表情をしている……。

こうした場合、「もう少し続けることはできないのか、できなければ誰かが代わりにできないか」を上司に相談してはどうでしょうか。そして両方無理であるなら、その理由をわかりやすく説明し、「Sさん、申し訳ありません。明日、何時にまたさせていただきます」といって了解を得ることが大事です。

時間の調整をして患者に応える

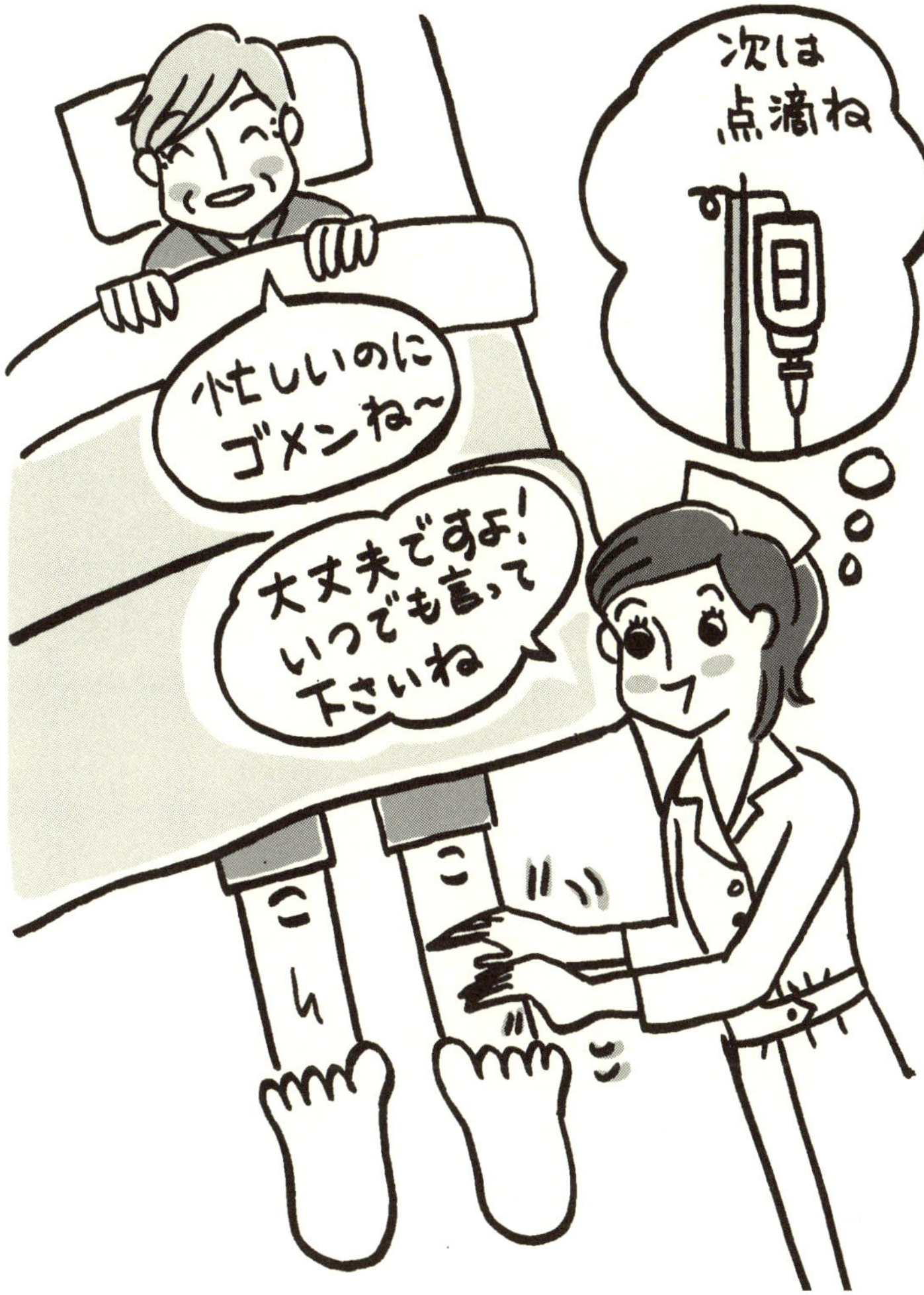

11 医師とナースとの関係をどう考える？

●取りあえず「役割理論」だけは頭に入れておこう

新人ナースにとって職場の医師との関係というのは、考えるとやっかいであまり考えないでおきたいというのがホンネではないでしょうか？　従属関係でないことは当たり前ですが、現実にはそう思っていない医師はいるし、しかもその関係を根本から変えることはなかなかむずかしい、まあそういうことです。

すでに知っている方には確認になりますが、ミリアム・M・ジョンソンとハリー・W・マーチンという人が社会学の立場から明らかにした「役割理論」は参考になります。「医師―ナース―患者」の関係を分析しています。それによると、医師は「手段的専門家」であり、第一義的に問題解決に取り組む存在です。これに対してナースは「表出的専門家」であり、「社会的―感情的（Emotional）専門家」とされます。

医師は問題解決のために情報を収集し、評価し、利用していきます。ナースは、三者間に起こる緊張を緩和していく役割を担います。診察、診断、治療の局面でも、医師は問題解決を一義的に考えますが、ナースは患者の社会的―感情的反応に対して心を配る存在です。チームを組みつつも、主な役割に大きな違いがあります。ここでもナースの仕事が「感情的専門家」と分析している点は注目しておきたいところです。

第4章

できるナースが持つテクニック

1

仕事術を考えよう①

●仕事術を考えるとき、ベナーの看護論はためになる！

パトリシア・ベナーは臨床にあたるナースに絶大な人気を持つアメリカの看護理論家です。自らの幅広い看護経験の中から、ナースが臨床での看護実践を通して段階的に実践的な知識や技術を獲得していく過程を明らかにしています。

この実践的な知や技術は「臨床知」と呼ばれています。これはハンガリーの科学者マイケル・ポランニーの「暗黙知」にヒントを得たものです。

ポランニーは「何かを発見するとはどういうことなのか」「何かを知るとはどういうことか」を研究した人です。ポランニーの暗黙知は、人は「語ることのできる以上のことはすでに知っている」というポランニーの言葉に象徴されています。

ナースは臨床を通して、治療する力、問題を解決する力を獲得していくものであり、そのいわばプロセスと決して切り離すことのできない知と技能のことを、ベナーは臨床知と名付けたのです。そこでベナーはあらかじめ設定された理論の枠組みに臨床例をはめ込むのではなく、臨床例そのものを「語る＝ナラティヴ」という方法を提起しています。ベナーの「技術取得モデル」は5段階（左図参照）ですが、形式的な段階というより、気づきや理解を深めていく動的・らせん的な発達過程とみるべきです。

段階的に技術を身につけていく

パトリシア・ベナーの「技術取得モデル」５段階

エキスパート	これまでの実践に裏付けられた直観ができる
↑	
中　堅	一人前のナースが熟練した状態。患者の状況を全体として把握できる
↑	
一人前	同じ場所で２～３年の経験を持つナース。経験にもとづいた看護を実践できる
↑	
新　人	少し経験を積んだ新人ナース。データ外の気づきもあるが、全体は把握できていない
↑	
初心者	臨床実習の始まった看護学生（経験を必要としない客観的データにもとづく実践）

2

仕事術を考えよう②

●これが新人ナースに必要な仕事術だ！

新人ナースにとってナースの仕事全体などぼーっとして見えない夜の海のようなもの かもしれません。しかし新人ナースを船にたとえれば、目の前の海の海図・見取り図を描けないと、難破しかねません。

そこで、これから身につけるべき仕事術を大まかに知っておくと役に立ちます。

それは大きく分けると以下のようになります。

①**時間管理術**（ナースの仕事は限られた時間の有効な管理が不可欠）、②**情報の共有術**（報告・連絡・相談はチームによる看護の基本中の基本）、③**コミュニケーション術**（医療事故防止のためのコミュニケーション、カンファレンスなど）、④**書く技術**（看護日誌ほかを的確にわかりやすく書く）、⑤**考える技術**（クリティカルシンキング・ロジカルシンキングなど、論理的に筋道を立て、項目化して考える技術）、⑥**インセンティブ**（意欲刺激、やる気を失わず、高めていく仕事術）などとなります。

これはすべて、事故や問題の発生を防止したり、また発生した課題・問題をいかにきちんとした筋道にそって解決していくかというナースの仕事術といえます。新人ナースとしては、あせらず、１つひとつをしっかりと身につけていくようにしましょう。

これが新人ナースに必要な仕事術だ！

時間管理術	・アナムネーゼ、バイタルサイン測定・点滴・清拭そのほかの日課、目標に向けた課題の実行など、ナースの仕事は限られた時間の有効な管理が不可欠
情報の共有術	・報告・連絡・相談はチームによる看護の基本中の基本技術
コミュニケーション術	・医療事故防止のためのコミュニケーション ・カンファレンス報告・表現術
書く技術	・看護日誌ほかナースの仕事は書類作成が多い ・的確に他者にきちんと伝達できるように
考える技術 （クリティカルシンキング・ロジカルシンキング）	・現にある問題・テーマを論理的に筋道を立て、項目化して考えることが、種類作成からカンファレンスまですべての基本となる
インセンティブ （意欲刺激）	・やる気を失わず、高めていくことはナースの大切な仕事術

3 モチベーションより餅（インセンティブ）だよね

●よい刺激＝インセンティブがあってこそやる気も高まる！

すでにモチベーション（動機付け）より小さな面白いことを発見しよう、と書きました。ここではさらに仕事へのモチベーションを分析していきます。モチベーションとは動機付けでも、原義が「motion（動き）」であるように、「目標に向かわせるような内的過程」つまり、「自発的動機付け」の要素が強い言葉です。

そこで新人ナースのみなさんは、次のイメージを頭の中に思い描いてみてください。①窓から大きく広がる海が見える清潔なオフィス、②狭くて薄暗い、ゴミだらけのオフィス。さて、あなたはどちらが働く場所として魅力的（よい刺激を受ける）と感じましたか？　わかりやすく言えば、これがインセンティブです。精神論的なニュアンスのあるモチベーションではなく、インセンティブは「人の意欲を引き出すために、外部から与えられる刺激」です。「意欲刺激」などとも訳されます。

一生懸命やると、報酬が与えられる、評価が得られる、活躍の舞台が待っている、というのがインセンティブです。まあ、具体的な餅のことですね。職場にはぜひインセンティブを提供してほしいものです。もしなければせめて、「私は頑張った、だからハワイ！」のように、「自分で自分にインセンティブを与える」、これってとても必要なことです。

モチベーションとインセンティブの違い

モチベーション （motivation）	・原義が「motion （動き）」 ・目標に向かわせるような内的過程 ・自発的動機付け
インセンティブ （incentive）	・人の意欲を引き出すために、外部から与えられる刺激 ・意欲刺激 ・一生懸命やると、報酬が与えられる、評価が得られる、活躍の舞台が待っている ・企業社会が成果主義に変わり、働く人間の意欲を引き出す「報奨的な仕組み」の役割が重要となる ・私は頑張った。高いけど、あのかわいい洋服買うぞ！　これもインセンティブ

4

時間管理上手を目指そう

●日課から目標に向けたスケジュールまで

ナースにとって時間管理は必要不可欠なものです。消防士の仕事を例にとると、訓練などは別として、おそらくすべてが緊急対応だと考えられます（出火が決まっていては困ります！）。これに対してナースの仕事はどうでしょうか。バイタルサイン測定・点滴・清拭そのほかの朝からの日常業務がしっかり組まれています。

その上で、たとえば、脚をもんでもらいたい、といった入院患者の発生するさまざまなニーズに対応していきます。そのほか、「入院患者の容態が変化」というようなタイムスケジュールにはない事態に常に的確な対応をすることは当然なことです。こうした場合、把握されているタイムスケジュールの中で、必要順位の低いものからあとの時間、あるいは後日に先送りされるはずです。多くの救急医療体制を敷いている急性期病院の場合、これにさらに緊急に入ってくる救急患者に対応できなければなりません。病院全体が日常的な医療・看護と緊急の医療・看護に常に対応しているわけですから、新人ナースも前もって頭の中でそれを組み立てていかないといけないのです。

そうしなければ、日々の緊急事態への対応で頭が真っ白になり、1日のスケジュールや目標である中長期のスケジュールの把握力がゼロになってしまうからです。

ナースの仕事は限られた時間の有効な管理が不可欠

A	日常の看護スケジュール	アナムネーゼ、バイタルサイン測定・点滴・清拭そのほか
B	ゴールに向けた中長期の看護スケジュール	例：病臥患者のベッドから早期離床→座位・立位・歩行訓練→早期退院
C	入院患者の体調の変化に応じた看護の実行	ナースのタイムスケジュール上でA, B との調整が必要
D	救急患者の入院に対応する看護の実行	病棟ナースの全体的な仕事配分を踏まえたタイムスケジュール上で A, B, Cとの調整が必要
E	A～Dまでが担当者の仕事の交替を組み込んで支障なくつながっていけるように、効率的な時間管理がされていなければならない	

5 どうしたら報連相上手になれるか①

●ナースには情報の共有がなにより大切

報告・連絡・相談はチームによる看護の基本中の基本技術です。

たとえば、すでに自立可能まで回復しつつある患者のDさんが、階段での上り下りの練習を勝手にやっているのを新人ナースが発見した場合、その情報は当然、共有の情報となるよう報告しなければなりません。

また、Aさんはたとえば、「自分の考えを変えたがらないので、注意しても見ていない間に階段の上り下りを行なってしまう可能性があること」、「それを防止するにはチームの課題として緊急にどうしたらよいか」といった具体的に報告・連絡・相談が行なわれ、全体としての判断が下されるまでいかなければいけません。

なお、報告とは上司に対する情報伝達をいい、連絡はチームのメンバーや同僚との情報交換を指します。また相談とは先輩や上司に対応への意見・アドバイスをもらうことをいいます。

患者のケアに関する報連相は次の勤務帯へ引継ぐ場合、情報の漏れなく適切に伝達する必要があります。その手段は看護記録と口頭での申し送りになります。申し送りは廃止している病院も増えてきています。

ホウ・レン・ソウはすべての基本！

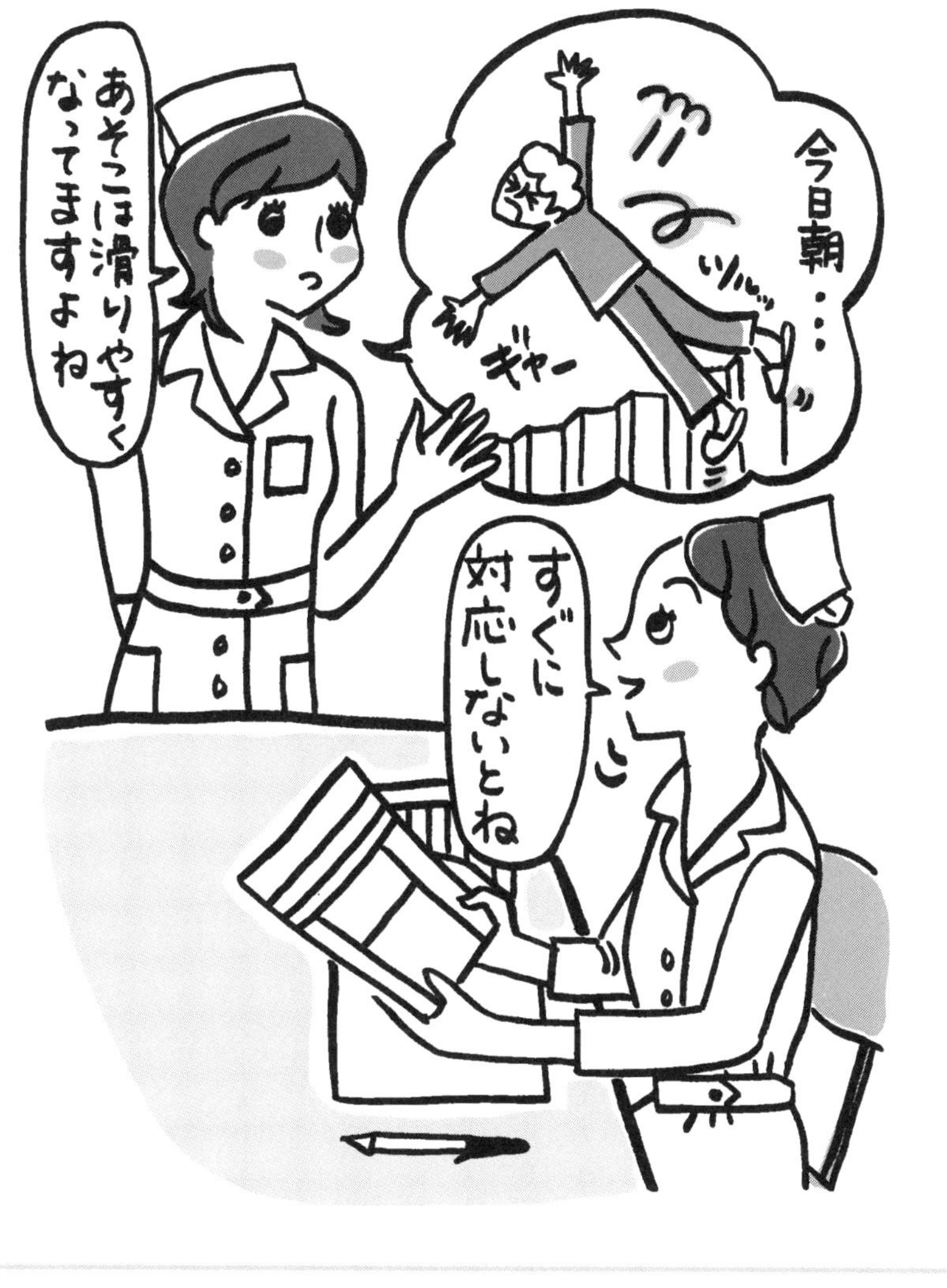

6 どうしたら報連相上手になれるか②

●報連相は的確に伝えることが必須条件

あることがらが的確に伝わることは当たり前のようで、実はむずかしいことです。それは「伝言ゲーム」という遊びの1つとなっているだけでも明らかでしょう。

「whenいつ、whereどこで、who誰が、what何を、whoなぜ、howどのように」5W1Hに「how muchいくら、how manyいくつ」の2Hを加えた、5W3Hで行なうことが抜け落ちのない正確な報連相の基本といえます。

●アナムネーゼ（アナムネ）

新入患者の入院の際に病歴・既往歴・日常生活・家族などについて、看護に必要な情報を集めることがアナムネです。新人ナースでエピソードの多いのがこのアナムネで、午前中の1時間ですませるはずが、午後になっても終わらなかったといった話があります。

アナムネは患者の情報として重要なものですが、医師の病歴聴取と同じ質問をする（重複する部分は共用してよい、という考え方の病院もある）、プライバシーにかかわることを聞く、といった点から患者にリラックスしてもらうこと、看護を行なっていく上で大切なことの質問であることをきちんと説明し理解してもらうことが大事です。新人ナースにとって患者との信頼関係を築く機会でもあります。

看護記録を書くときの注意点

① 看護記録の書き方は時代的に変化している

② 看護記録の書き方は各病院の看護部の考え方で違う

③ 看護記録はナースの仕事時間に占める割合が高いことから、記録の工夫と簡素化が求められている

④ 共通の記載などは簡素化し、看護そのものの向上に必要な質の高い内容にする、という考え方に変わってきている

⑤ 看護記録は「看護過程の実施を証明するもの」であり、医療事故などの発生の際には看護過程の実施を証明する法的な記録となる。未記載や誤記の訂正はインク消しなどで抹消してはならない

⑥ 記録の方式については法的な規制はない

7 新人ナースに欠かせない「書く技術」の向上

●ナースは書くことに苦手意識を強く感じている

ナースの仕事で記録を書くなどの事務的な仕事が占める割合は、4割近いといわれています。しかし、ナースの多くが記録などの作成に苦手意識を感じている現状があります。そこには2つのマイナス面があります。

1つは効率的な書き方ができず、結局、よけいに時間がかかってしまうこと。もう1つが、書くことに慣れていないために、意味がわかりにくかったり、正確な伝達ができなかったりすることです。ナースは直接に患者の看護にかかわることになによりも、やりがいを感じています。しかし、書くことにもっと慣れていけば、しっかりとした記録を取る、書くという作業は本当は患者の心や病いをケアすることの重要なヒントを与えてくれることが理解できるようになるのではないでしょうか。

ただし、特別に新たな書くための技術、表現スキルのようなものがあって、それを獲得しなければならないというわけではありません。大切なのはまず、「正確な記載」、「状況を数値的客観的にとらえる表現」、「情報を共有するための誰もが理解できる表現」によって書くことを身につけることです。またクリティカルシンキング（論理的思考）といったものを学ぶことは、書く技術の向上に役立つものがあるでしょう。

「書く技術」の向上に必要なものは？

① 文章を書くのに必要なのは特別なスキルの獲得などではない

② まずは報連相の基本と同じで、5W3H（すべてを入れなければならないわけではない）にもとづいて、患者のアセスメントを記録して共有することのできる情報として伝達することである

③ その場合、まず必要なのは「正確な記載」、「状況を数値的客観的にとらえる表現」、「情報を共有するための誰もが理解できる表現」である

④ それ以外のことは徐々に書くことに慣れることではなく、たとえば、クリティカルシンキング（論理的思考）を学んでいくことによって追加（深める）していけばよい

8 クリティカルシンキングとは？

●問題解決のステップを学ぶ

クリティカルシンキングは医療、看護と特に関係があるものではありません。頭を柔軟にしてくれる思考とでも見ていただければ、十分でしょう。

「クリティカル」だから批判的思考と解釈されそうですが、むしろ「論理的思考」、あるいは「創造的思考」としたほうが近いといえます。

クリティカルシンキングは、「学ぶ」とはある与えられた体系、情報、知識を鵜呑みにして受け入れることとは根本的に異なったことである、という考え方です。もともとアメリカでの教育パラダイムの変革に端を発しています（鵜呑みにせず、自分で考えろ！）。

日本でも教育学の分野で盛んな展開がなされています。クリティカルシンキングを思考のスキルと考えがちですが、そうではなく、もっと骨太でラジカルな価値転換の思考です。常識・通説に染まりがちな発想を突き崩すものです。

『クリティカル・シンキングと教育』（鈴木健・大井恭子・竹前文夫編　世界思想社）によれば、日本の教育界におけるクリティカルシンキングの重要性は①前向きな人生の実現、②現実に対応する術を身につけることができる、③問題解決のステップを学ぶ、ものであるとしています。

クリティカルシンキングとは？

① クリティカル・シンキングとは「探求的、懐疑的、合理的、論理的、広い視野を持った、公平な、知的で柔軟性のある思考法」

② クリティカル・シンキングは…「情報や知識を複数の視点から注意深く、かつ論理的に分析する能力」

以上、「クリティカル・シンキングと教育」
（鈴木健・大井恭子・竹前文夫編　世界思想社）より

③ 人間が陥りやすい思考の落とし穴や先入観による影響などを十分に自覚した上で、そこから脱却し、ものごとを冷静に、客観的に、論理的に考え、判断してゆくこと

④ クリティカルシンキングのための原則26：性格論的自己非難は非生産的である。行動的自己非難に切り替えよ。自分のした行動を反省すればよいのであって、自分という人間を自らおとしめる必要はない

⑤ クリティカルシンキングのための原則30：「すべての人に」認められなければならないとか、ものごとを「完全に」やり遂げなければならないといった非合理な目標をいだいていないかどうかを自省せよ

以上、「クリティカルシンキング入門篇」
（E・B・ロゼックミスタ、J・E・ジョンソン著　北大路書房）より

9 新人だって「カンファレンス」で時には発言を

●「叩けよ、さらば開かれん」の志を持とう

新人ナースも、どこかで思い切ってカンファレンスで発言をしてみましょう。上司・先輩の発言を聞いているだけのほうが無難という新人ナースも多いのですが、それは流れに身を任せているだけのAC（順応した子ども＝交流分析）みたいなものです。

それを乗り越える技術は第6章でお話しますが、スキルうんぬん以前に、あなたもカンファレンスの参加者なのですから、「気になっていること」、「テーマとして話し合ってほしいこと」などを提起することがチームの一員としての誠意ではないでしょうか？

何も先輩・上司が目の覚めるような「素晴らしい発言」でなくともいいのです。「どうせ、自分の気づいたことなど、先輩・上司は知っているに決まっている。発言して、かえって嫌な気持ちにさせてはまずいのでは？」などという後ろ向きな気配り（！）はやめませんか？

「叩けよ、さらば開かれん」（『新約聖書』マタイ伝）という言葉があります。思い切って1度発言すれば、どんなささいなことでも意味があるのです。そして、次回からはあなたの発言をみんなが期待しています。そこで徐々に「自分の考えを表現する技術（スキル）」を学んで、表現（プレゼンテーション）上手を目指していけばよいのです。

自分の考えを表現するために

①	出　発　点	たとえば職場や患者Aさんにどのような問題が起きているのかを、まず自分のモチーフにおいて考えてみる （大切なのはスキルなどではない！　現実をしっかり見ようとするあなたの真摯な問題意識こそが始まりだ）
②	可　能　性	あらかじめ先入観で問題への枠をつくってしまわないこと （決めつけは仕組まれた結論の前座である！　さまざまな可能性を考えていく。それこそが本当に起きている問題を解決していこうとする人のとるべき態度だ）
③	原因（状況）分析	さまざまな可能性を探った人には、次の段階で原因（状況）分析する際のアプローチの方法・手段が見えてくる （逆にそのアプローチの方法・手段が間違いである可能性も理解している。それこそ、決められた枠の中だけで思考しなかった人の知っていることだ）
④	自分の考え・意見の発表	①～③のプロセスをたどってきた人なら、このプロセスこそが発表の内容であることを理解できる （発表の意味とは、原因あるいは状況を理解し問題解決を探るプロセスを提示することであり、仕組まれた結論を述べることではない）

10 ヒヤリハットと向き合う

●ヒヤリハットは新人ナースに強いストレスに

厚生労働省の2004年度の「医療安全対策ネットワーク整備事業（ヒヤリ・ハット事例収集事業）」データによると、経験年数3年未満のナースによるヒヤリハット事例は、全ナースの8割弱に達しています。

また、日本看護協会の2004年の「新卒看護職員の早期離職実態調査」では、「新卒看護職員の仕事を続けていく上での悩み」の4位が「ヒヤリハットレポートを書いた」となっています。

この2つのデータにより、新人ナースを含む3年未満のナースほどヒヤリハット（インシデント）事例の可能性が高いこと、そしてそれが新人ナースに強いストレスとなっていることが浮き彫りになってきます。

もともと人に完璧も絶対もなく、人は誰でもエラーを起こす可能性を持っています。「うっかり」「不注意」という言葉で表されがちなミスですが、日本看護協会は過重な労働などのナースの置かれた環境、入院患者の高齢化・重症化、入院期間の短縮ほかさまざまな要因が重なっての「システムエラー」を背景としてヒヤリハットが起こり、さらに医療事故の要因となるという見方をしています。

いたるところにヒヤリが…

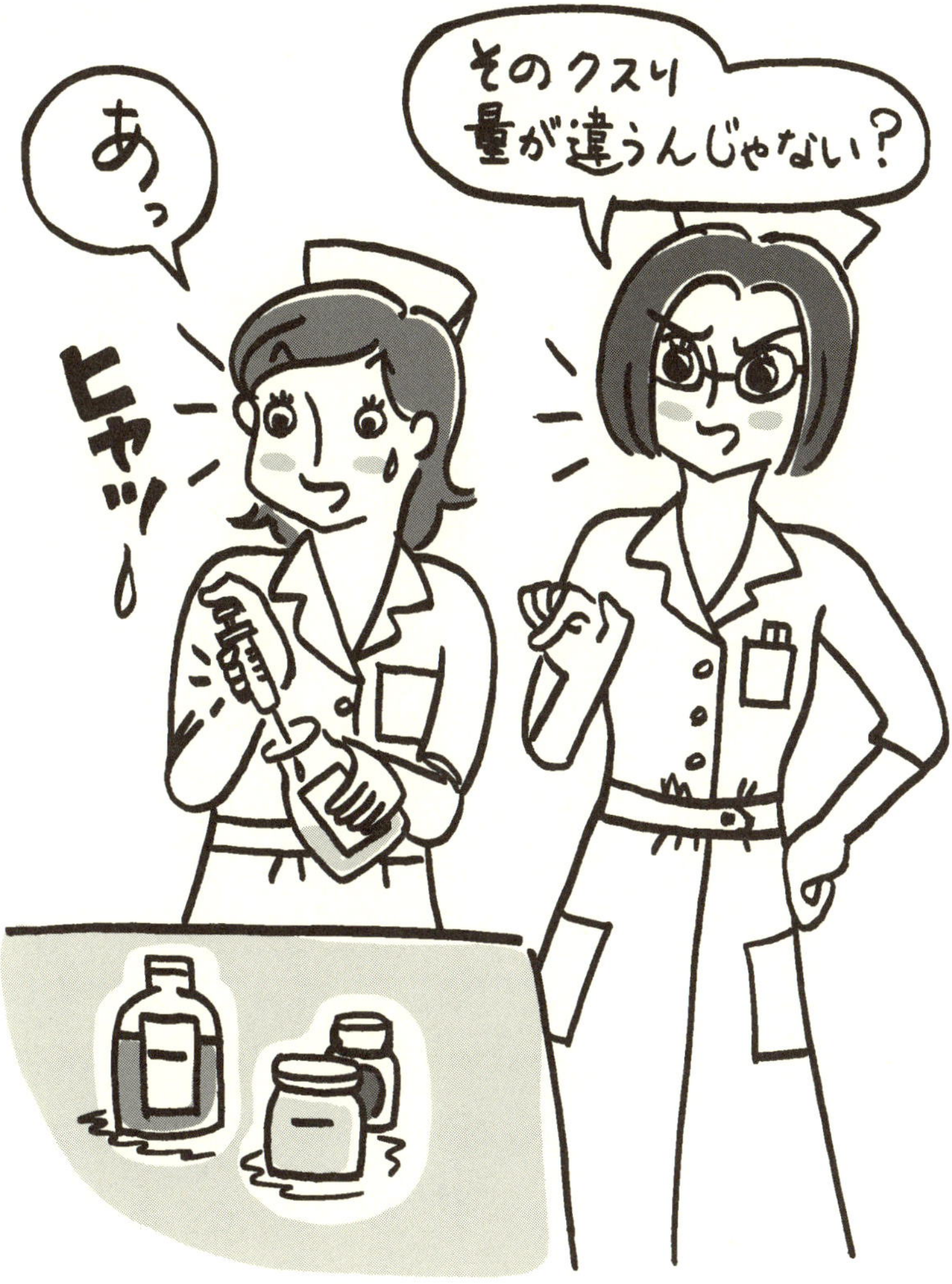

第5章

患者さんとのコミュニケーション術

1 アナムネーゼ会話術はここが決め手

●患者の情報収集に必要なコツとは？

Uさん、「アナムネとったの？」、「あの～まだできてないです」、「なにやってるの、早くとってらっしゃい！」。新人ナースのUさんに任せた主任は少々あきれ顔です。アナムネーゼ聴取は学生にやらせることはまずなく、新人ナースになって初めて経験することが多いものです。

高齢者の入院患者のアナムネを新人ナースに任せたら、孫の話、息子の話、息子の嫁の話、自分の妻の持病や入院話と延々続いて、ようやく自分の日常生活、病歴に話が入ったころには日が傾き始めていた…なんて笑い話のような話もあります。確かに忙しい病棟ですから、まさに「なにやってるの！」なのですが、その無駄話のような話がそのお年寄りの今後の看護計画に役立たないとは言い切れないのです。

「その患者の病気の背景に何が隠れているのか」、「その患者の病気を改善していくのにどのようなことが効果を発揮できるのか」…そうしたことがその高齢者が延々と話し続けようとする「何か」の中に眠っていないとは誰も断言できません。

すべてのことは時間の制約を持っています。しかし、少なくとも考え方の基本としては、「相手のペースにつきあって話を聞く」ことがその患者の全体像を得ることにつながっていきます。

患者の情報収集に必要なコツとは？

① 年齢、性別、住所、電話番号、職業、子どもの数・性別・年齢、治療に至る経過など、いままでも書いたり話したりしていることを聞くことは容易

② その患者にとって問題となっている部分は話したがらない。たとえば、現在の子どもとの関係、職場での人間関係 …… といったこと

③ 話したがらない内容の部分を聞き出すことが重要であり、患者のペースにつきあって話を聞く

④ 話したがらない話を聞いたときに患者の表情にどのような変化があったかを注意しておく

⑤ そのときにすべて聞き出そうと無理せず、明るく笑顔で話しかけて信頼関係を作っていく

⑥ 話したがらない内容は、特別な時間を設けるより、検温などの際にリラックスした会話を交わしながら、単刀直入に聞いてみる。聞き出せなくとも焦らない

⑦ 一方的に聞くのではなく、自己開示して心を開き合える道を探る

2 患者には「わかりやすい言葉」で話そう

●専門用語を患者や家族には使わない

新人ナースは先輩への報告や記録記載には、専門用語を使いまくらなければいけません。その間に患者やその家族に質問を受けたり、コミュニケーションを交わすことになるので、考える余裕もなくうっかり思わず専門用語を使ってしまったりします。

たとえば、「褥瘡ケア」といった言葉はナースにとってはごく普通であっても、患者や家族には耳慣れないいばかりか、その言葉はどこか恐怖を感じてしまうかもしれません。

また、患者や家族は、何を話されたのかわからず、きょとんとした顔をしているので初めて気づくこともあるかもしれません。

しかし、医学上の専門用語はいずれもわかりにくく、患者や家族にわざとわかりづらく言っているのではないかと誤解されるかもしれません。また、その冷たい語感にいやな思いを抱いてしまうこともあり得ます。

ナースは接する患者の持っている不安や恐怖を少しでもやわらげて、病気が治癒することを援助するのが仕事です。患者や家族にはどのような時も誰にも「わかりやすい言葉」で説明するように努めて、その内容をきちんと理解してもらうようにしましょう。患者との信頼関係を気づくのには、コミュニケーションの大切さを忘れずに。

専門用語は普通の言葉に言い換えよう

①	褥瘡（じょうそう）	→	床ずれ
②	既往症	→	以前にかかった病気
③	清拭	→	体を拭く
④	体位変換（体交）	→	体の向きを変える
⑤	ステート	→	聴診器
⑥	仰臥位（ぎょうがい）	→	仰向けに寝る
⑦	側臥位（そくがい）	→	横向きに寝る
⑧	びらん	→	ただれ
⑨	疼痛	→	痛み
⑩	悪寒	→	さむけ
⑪	前投薬	→	手術前や検査前に飲む薬
⑫	嚥下	→	口の中のものを飲み下す

3 非言語コミュニケーションを大切に

●言葉以外での患者情報はとても重要

ナースが患者との関係を考えるとき、コミュニケーションの役割が大きいことは言うまでもない。ナースの対人援助技術としてのコミュニケーションを考えていくとき、言語的コミュニケーションのほかに、非言語的コミュニケーションの重要さを見逃すことはできません。

そこで非言語的コミュニケーションとは具体的にどのようなものをいうのかをみていくことにします。通常、人は会話を交わしながら生活している時、言語を通したコミュニケーションが意識にのぼっているために非言語的コミュニケーションの生活に占める比重の大きさになかなか気づきません。

しかし、ある身体言語の研究者が調査した結果によれば、人がとっているコミュニケーションの中で言葉の占める割合は7％、声のトーンやイントネーションといった準言語は38％、身体言語が55％だといいます。

そこで患者と接する際には、声のトーン、表情、まなざし、しぐさ、姿勢、さらに沈黙からその心の状態を感じ取り、理解していく力をやしなっていく必要があります。また、患者へナースの働きかけに声のトーン、表情、まなざしなどを活かしていくことです。

非言語コミュニケーションとは？

①	表　　情	・目や口の拡散（笑いや怒り） ・目や口の収縮（悲しみ）
②	みぶり、しぐさ	・肩をすくめる ・足を小刻みに揺する（イライラ、拒否、不安など）
③	姿　　勢	・背筋を伸ばす（リラックス） ・うなだれる（内向的）
④	沈　　黙	・内的思考を深める ・抵抗や抗議
⑤	タッチング	・人間相互の身体的接触（心地よさ、脅威や不快感）

4

患者の訴えを聴くコミュニケーション術

●患者の心に向き合うケアを

ナースは、病気を抱える患者はすべて心のケアが必要であると考えなければいけません。では、心を閉ざして困っていること、つらいことなどを話してくれない患者に対してはどのように対応していけばよいのでしょうか。

たとえば、患者がKさんとして、Kさんが「心を閉ざしている」のはなぜなのかを、原因はどこにあるのかを、Kさんの心に向き合いながら理解していきます。コミュニケーションとはラテン語で「共通のものをわかちあう」という意味ですが、Kさんは「自分の気持ちはわかちあえない」「つらさは理解してもらえない」と感じているのかもしれません。あるいは、「病院は体を治すところで、自分の気持ちをどうしてくれるわけではない」と感じているのかもしれません。また、もしかしたら、ナースが「Kさんの心、感情は自分たちの領域ではない」と感じさせるメッセージを言語的か非言語的にか、発したのかもしれません。

こうした場合、性急に答えを求めずに、日常の看護の際に「何かあったらお話をうかがいますからね」、「不安に思われていることはありませんか?」と常に声かけを行なって、ナースが患者に関心をもっていることを態度で示すことから始めましょう。

患者との会話から大事なことを聞き出す

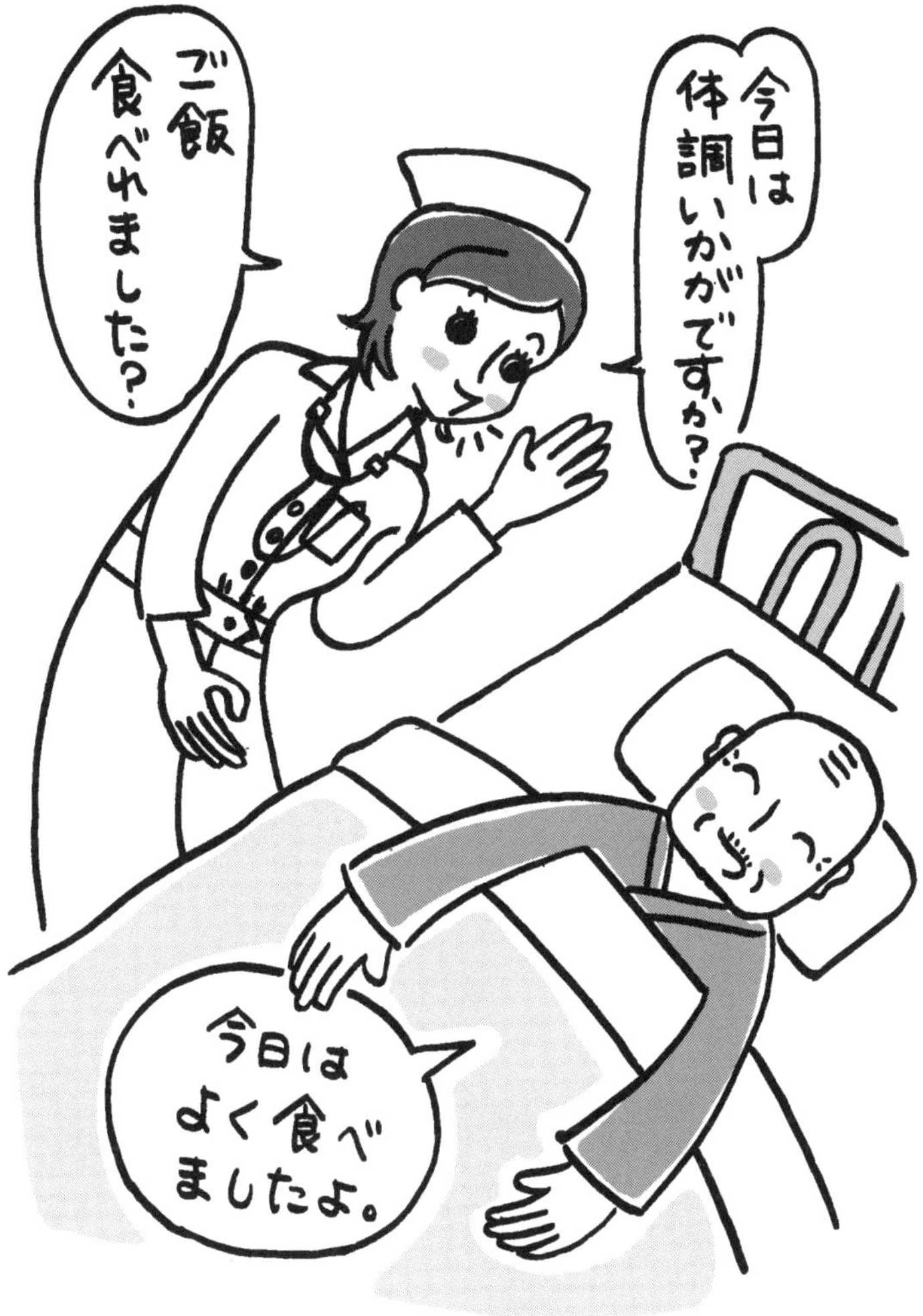
今日は体調いかがですか？
ご飯食べれました？
今日はよく食べましたよ。

5 患者の気持ちを聞き出す方法

●マジックフレーズって何だ？

「病気にかかったけれど、早く会社に戻らないといけない」、「自分が介護しなければいけない家族を抱えている」といった不安があるために、ナースにクレームをつけたり、攻撃的になってしまう患者がいます。5分おきなど、ナースコールが頻繁になる患者もいます。また不安を眠れない、頭が重い、食欲がないといった不定愁訴の症状で示す患者もいます。

ナースはこうした反応の裏側にあるものをみていくことが必要となります。こうしたときに、役立つのがマジックフレーズです。たとえば、Fさんが夜遅いのに「家族に電話をかけたい」とナースコールしてきたとします。これに対して「もう遅いですから、明日にしましょう」というのではなく、「Fさんはおうちに電話をかけたいのですね。何かご心配なことがおありなのですか」と声をかけてみましょう。

それは無理とかだめという否定から入るのではなく、まず「～ですね」という患者の気持ちへの「共感の言語」から言葉を始めることが大切です。あとで説明する交流分析ではこれを「肯定的ストローク」と呼びます。ストロークとは「はたらきかけ」のことです。患者が「したい」ということを「～ですね」と言葉で繰り返すことで理解を示すのです。

マジックフレーズって何だ？

① 患者の訴えの奥に別の気持ちがねむっていることがある

② 患者は本当はそれを受け取ってほしいと思っているが、理解されないために、頻繁なナースコールや攻撃を繰り返す場合がある

③ 何を語りたがっているのかを知るためには、「共感の言語」を使わなければいけない

④ 患者が「○○したい」という場合、ナースは「～○○したいのですね」と繰り返して聴くことがマジックフレーズである。まず、患者の気持ちへの共感を表し、「理解しました」というメッセージをナースは送ることだ

⑤ それに続いて、「何か心配なことがおありなのですか」というように、「○○されたいのですか」というマジックフレーズで患者の意思を聴いていく。受け入れてその先にあることを共にみていこうという姿勢を言葉で表す

6

患者の要求にどのように応えたらよいのか？

●感情的になっている患者への対応

「感情的になっている患者に理性的に対応する」というのは、ナースの心に感情が沸き上がっていないことではありません。理不尽といえる要求であればあるほど、「おたんこナース」の似鳥ユキエならずとも、感情がせり上がるのは自然なことです。感情をなくすことなどできないし、感情を100％抑えることもできません。

しかし、ナースのあり方の基本としてまず、相手の感情をそらして（こちらの感情を抑えて）冷静に対応しようと努めます。そうしなければ、「火に油を注ぐ」結果となってしまいます。たとえば、患者のNさんが深夜に繰り返しナースコールをしてくるとします。こうした場合、ナースはNさんを「問題患者」と決めつけることで、感情から切り離してしまいたい思いが生じます。「問題患者だから○○なんだ」という合理化です。ナースコールに「なんですか？」と応答してしまうかもしれません。こうなれば、Nさんは「否定ストローク」を受けたと感じ、ますます攻撃的になるゲームに入ってしまう可能性があります。まず微笑みながら「眠れないのですね」「何か不安なことがあるのですか？」と声かけをしましょう。Nさんの感情的な対応が、自分だけでは手に負えないのであれば、チームの課題としてどうしていったらよいのかを考えていく姿勢が必要です。一人で抱え込もうと思わないほうがよいでしょう。

夜は不安な患者さん…

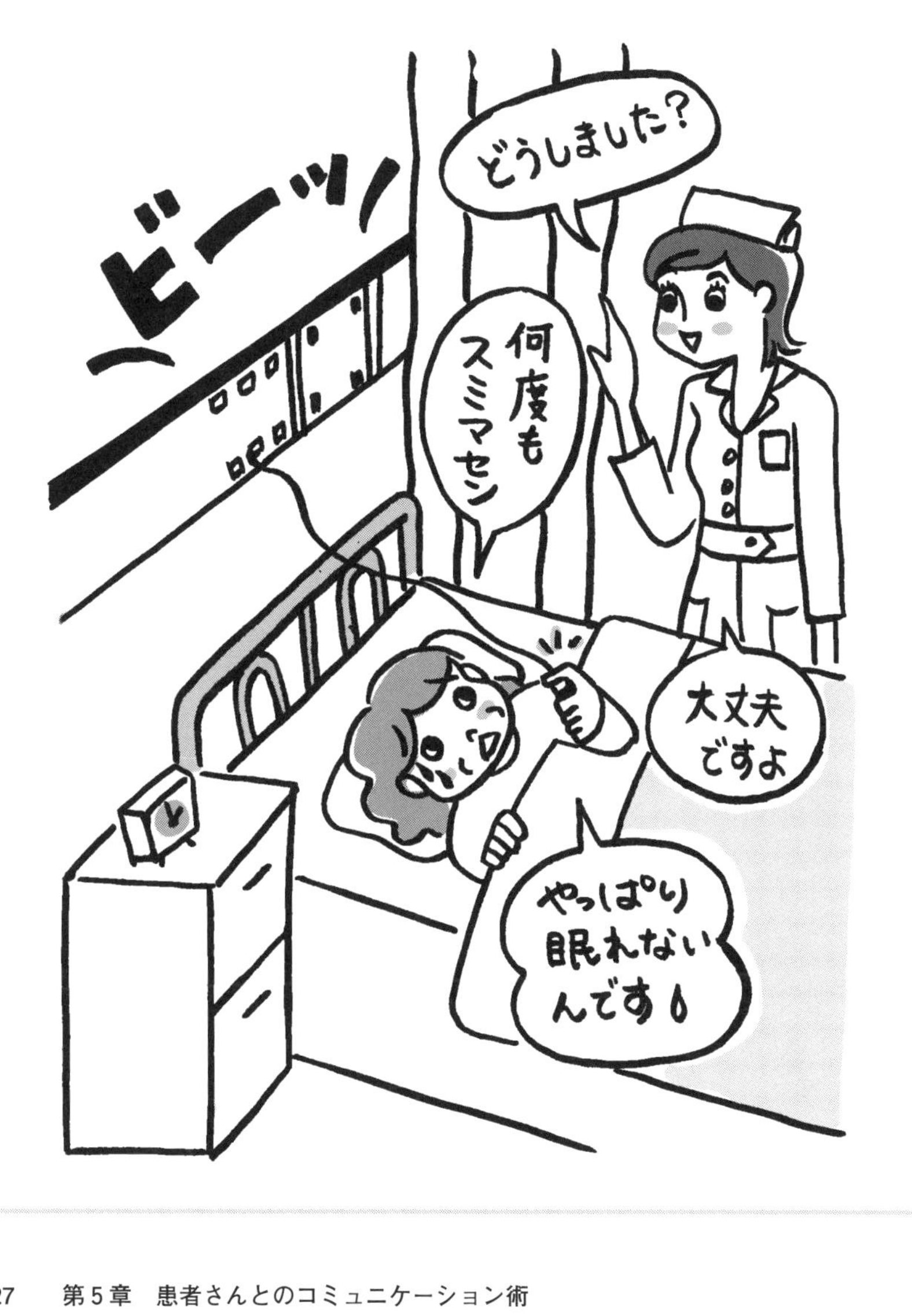
ビーッ
どうしました？
何度もスミマセン
大丈夫ですよ
やっぱり眠れないんです

7 患者からの拒否に対する対応は？

●新人ナースの「患者トレーニング入門」とでも思おう！

「頻繁なナースコールなんてかわいいもの！」とでも思えてくるのが、患者からの拒否です。これを受けると新人ナースは地獄の底へとたたき落とされます。昔「僕って何」という小説がありました（う〜ん、古すぎ？）が、新人ナースは「私って何」「何？　ナースの仕事って」状態に入ります。

「おまえなんかに、俺の気持ちがわかるか！」と物を投げつけられるわ、「おまえじゃだめだ、ほかのナースを呼べ！」、「何度言ったらわかるんだ、バカが！」…と次々に繰り出される言葉の鉄拳に、ついに、新人ナースは「そうか、私って、サンドバッグだったのね」という正しい解答に到達できるのです。

この新人ナースがいま直面しているのは、人間の抱えているふつふつとした心の闇のようなものです。それは、「クレームには理性的な対応を」とか「クレームを前向きにとらえましょう」といった聞こえのよいことでも、おそらくないのです。

たとえば、死の可能性を抱えている患者が健康なナースに理屈を超えた激しい怒りや憎しみをぶつけることがあります。「共感」「傾聴」を、といえば解決できるのでしょうか。まず新人ナースの「患者トレーニング入門」と受けとめていく姿勢が必要ではないでしょうか。

「患者からの拒否」とは？

①看護外の人間には耳慣れない言葉だが、新人ナースマニュアルなどでもあまり見ない言葉だ

②主に「精神看護」の領域で使われ、看護学生の精神看護カンファレンスでもよく出てくる

③すでに「患者から暴言」などと並び「患者からの拒否」はナースの心的外傷（PTSD）の対象として一部では取り上げられつつある。「患者からの拒否」を正面から取り上げていない看護マニュアルには問題がある

④なぜ、看護マニュアルに登場しづらいかを勝手に想像すると、看護マニュアルは、C・ロジャーズの「来談者中心療法」を援用して、患者への「受容」「傾聴」「共感的理解」などを説いており、このボキャブラリーの延長線上では、「患者からの拒否」を扱いきれないのでは？つまり、逃げ？

⑤では、「患者からの拒否」によってPTSDになったナースには、はたしてどのような「受容」「傾聴」「共感的理解」で取り組むのかを知りたい

8

攻撃的な患者との対応について

過剰なクレーム、言葉の暴力、暴力をどう考えたらいいか？

そもそも、社会の中で、日常的に家庭内暴力、児童虐待、ドメスティック・バイオレンスが多発しています。

病院社会の中で起こる「過剰なクレーム、言葉の暴力、暴力」も同じ文脈の中でとらえ直す必要があるかもしれません。

患者への「受容・共感・傾聴」と患者の暴力というものをどのように考えていくのか、これは一筋縄ではいかない問題です。ただし、イギリスのある病院には、「ナースは身の危険を感じたら、ただちに病院外に出ろ」というマニュアルがあるそうです。

ナースのＰＴＳＤというテーマだけでなく、ナースに対する虐待や暴力というテーマをきちんと取り上げ、それへの病院としての基本的な対応策をマニュアル化しておく必要があります。

すでに、国際看護師協会（ＩＣＮ）では、「看護職員に対する虐待および暴力」に対する所信表明を２００１年の「国際看護師の日」に発表しています。

この報告は「調査によれば、ヘルスケア提供者の中でも、看護職員が最も職場の暴力の危険にさらされていることが示されている」、としており、状況は世界的にも深刻であることが明らかになっています。

「看護職員に対する虐待および暴力」に対する所信表明

① ICNは、医療現場における暴力が、有益な患者サービスの提供を脅かすものであると固く信じている。質の高いケアが提供されるためには、看護職員に安全な労働環境と敬意ある対応が約束されなければならない…

② ICNは、各国看護師協会が以下のことを積極的に行うよう強く勧める

・看護職員に対する様々な暴力があることを、一般の人々および看護界に示す
・必要に応じて、法律扶助の利用を促進することも含めた支援を行う
・看護師が暴力事件によって自責の念をおこす傾向をなくすような看護の文化を創り出すことを支援する

③ 背景

病気および生命に危険を及ぼす可能性のある要素は、患者、その家族、および医療現場の職員にストレスを引き起こす。このようなストレスは、暴力につながる要因をさらに悪化させる可能性があり、そのストレス・レベルは、社会全体および特に医療現場において高まっていると報告されている

④ ヘルスケアの場における暴力

看護職員への身体的暴行のほとんどは、もっぱら患者によるものである…

（国際看護師協会発表より、一部を抜粋）

第6章

悩みを解きほぐすメンタルな技術

1

人間関係を柔軟にし自分を表現しもっと伸ばそう

そのためのスキルをもっと知りたいあなたに

●交流分析

病院のような社会に限らず、ある人数でグループをつくると理由はわからないけれど、妙にうまくいく相手がいると思えば、別にギクシャクする理由は何もないはずなのにウマが合わない相手がいます。これは上司・同僚・後輩などにも当てはまります。

ある友人が批評的な親（CP）のようでうざったく感じたり、自己主張なくベタベタしてくる同僚（順応的な子ども、AC）の性格が気に入らなかったりします。新人ナースなら、それは患者に対しても感じるかもしれません。

人は一人でいるときには、あまり感じなくとも、何人かでいっしょにいるとき、あるいは仕事をするとき、自分で意識する以上の不思議な部分（意識を海上に出た氷山の部分とすれば、それよりずっと巨大な海の下の部分）がお互いの関係に影響をおよぼしているような感じを持つでしょう。

アメリカでフロイトの精神分析と袂を分かつようにして、精神科医のエリック・バーンが創始した「交流分析」は、そうしたことをもっと知りたいなら大いに役に立ちます。もちろん、さらに専門的な領域でも活かされています。たとえば、患者とナースや看護者・医療者との交流にお

人間関係を柔軟にし自分を表現しもっと伸すスキル

交流分析 （TA＊）	・精神分析と袂を分かち、エリック・バーンが創始した性格理論 ・産業医が特定の職場の人間関係の問題を交流分析テストを使ってアドバイスするという使い方も ・専門家による構造分析、交流パターン分析、ゲーム分析、脚本分析 ・自分の自我状態のあり方を自己分析する
アサーション	・直訳すれば自己主張だが訳さず用いる。「（さわやかな）自己表現」 ・アメリカで行動療法の流れをくんで生まれた「自分も相手も大切にした自己表現」のスキル ・ナースが上司・同僚・医師・患者に対して自分の考えを伝えるスキルを学ぶための「アサーション・セミナー」が盛ん
コーチング	・元々はアメリカで生まれた社員の業績アップのスキル ・コーチが相手（クライアント）に対して1対1で相手に行う ・相手が自ら目標を設定する、相手の自発的な行動を促すコミュニケーションのスキル ・患者とのコミュニケーション、新人ナースのスキルアップ

＊TAはTransactional Analysisの略

いて、表面上の会話の下にどのような裏面的交流が隠されているのかを分析する、といったことが行なわれています。交流分析を学ぶことは、自分の自我状態に気づいていくことでもあります。

●アサーション

新人ナースは上司・同僚・医師・患者に対して自分が考えていることをどう伝えたらよいのか、あるいは相手から受けたアクション（言葉を含む）に対しての自分の気持ち（私はとっても傷ついた、とってもいやだ、とってもありがたくてうれしい…など）をどのように表現したらよいのかについて悩むことが多いはずです。

なぜならば、クリティカルシンキング（創造的思考）が批判するように、日本の学校教育は表向きは「子ども、学生は大いに創造的であってほしい」といいつつ、順応的な子ども＝ACのあり方をその裏面下では要求してきたからです。自分の主張を相手に伝えることに対してできるだけ慎重になりなさい、というメッセージを植え付けてきたといえるのです。

ちなみに、この「あなたはもっと自発的に自由に活動的に遊んでおいで！」というメッセージと「いつも手は膝に付けて教師のいる教壇にまっすぐ目を向けていなさい！」（教師）、「遊ぶなんて、塾で勉強してテストで1番になって時間があったらやりなさい！」（母親）という表情によるメタメッセージは子ども＝人間を統合失調的な方向に追いやることを、人間精神の「ダブルバインド＝二重拘束」と呼んで分析したのは、人類学者グレゴリー・ベイトソンです。

余談はさておき、新人ナースの自分の考えをケンカやののしりあいなどになることなく、きちんと相手に伝えたい、という思いに役立つのがアサーションです。アサーションは「自分も相手も大切にした自己表現」のスキルといえます。アサーションもアメリカ生まれで、「行動療法」と呼ばれる心理療法の流れをくんでいます。

●コーチング

最後に紹介するのが「コーチング」です。コーチングはその名の通り、コーチが相手に対して1対1で相手に行なうものです。コーチングもアメリカ生まれですが、これまで紹介した2つとの大きな差は、1980年代のビジネスの世界で社員の業績をアップさせる教育の手法としてできたことでしょう。

ただし、コーチングは相手(クライアント＝社員、ビジネスマン)にやり方・あり方を押しつけるのではなく、相手が自ら目標を設定して進んでいくための、「相手の自発的な行動を促すコミュニケーションの技術」であることに最大の特徴があるのです。

3つの中では、このコーチングがもっとも看護・医療の世界に取り入れられているといってよいでしょう。看護チームのコミュニケーションやリーダーシップのトレーニングといった分野にコーチングが取り入れられ、指導力のアップに成果を上げていきます。

さらに　患者とのコミュニケーション、さらは新人ナースが自ら具体的目標を設定して、それにそって自分のスキル(たとえば、「注射の準備」)を磨いていけるようコーチが指導する、なども行なわれています。

2 交流分析

●人間関係（交流）を分析し感情を解きほぐす

交流分析は（ＴＡ　Transactional Analysis）は、かつて「精神分析の口語版」などと評されましたが、それは交流分析がクライアントのより深い分析に向けてダイナミックに変化している事実を知らない侮言にすぎません。日本では第一人者である杉田峰康日本交流分析学会理事長が、ゲシュタルト療法を組み入れた「ＴＡ・ゲシュタルト療法」による分析を実践しています。

イギリスでは精神分析理論を大胆に取り入れた分析が実践され、その著作『交流分析——心理療法における関係性の視点』（ヘレナ・ハーガデン、シャーロット・シルズ　日本評論社）には、２００７年度エリック・バーン記念科学賞が贈られるなど、クライアントのより深い分析のために、絶えざる革新を行なう姿勢には打たれるものがあります。

その基本はすでに書いたように、「親の自我状態Ｐ」「大人の自我状態Ａ」「子どもの自我状態Ｃ」です。Ｐが批判的ＣＰと保護的ＮＰに、Ｃが自由なＦＣと順応したＡＣに分かれることも述べたとおりですが、Ｃがさらに内部のＰ、Ａ、Ｃに分かれるなど、分析は時代とともに深化してきています。興味のある新人ナースは直接、杉田峰康著『新しい交流分析の実際——ＴＡ・ゲシュタルト療法の試み』（創元社）などを読まれることをお勧めします。

新しい交流分析とは？

①	ゲシュタルト療法を組み入れた「TA・ゲシュタルト療法」による分析	Cがさらに内部の P、A、Cに分かれる
②	交流分析の交流への理論：人間は以下の３つを目的として対人交流する	1．刺激への欲求 2．人生の立場への欲求 3．構造化への欲求
③	１～３の欲求を認識した上での４つの分析＝交流分析の最も重要なもの	1．構造分析＝P、A、Cによる個々人のパーソナリティの分析 2．交流パターン分析＝相手のあるコミュニケーションの分析 3．ゲーム分析＝裏面的交流の中でも特に習慣化したケースの分析 4．脚本分析＝人生ドラマにある筋書きを分析

3 アサーション

●相互関係の中で自分を伝える

新人ナースとしては一般向けの本やマニュアルから入るより、アサーションの第一人者平木典子さんの手になる『ナースのためのアサーション』（平木典子・浜崎達夫・野末聖香 編著 金子書房）を読むのが、「ナースにとってのアサーションとは何か」を理解するのにいちばん早い方法です。

アサーションは相手に対する自己主張のあり方を「攻撃的（アグレッシブ）な自己表現」、「非主張的（ノン・アサーティブ）な自己表現」、「アサーティブな自己表現」の3つに分類し、アサーション・トレーニングを通して「アサーティブな自己表現」ができるようにしていくものです。「アサーティブな自己表現」とは、相手に怒ったり憎しんだりすることなく、自分の思いを伝えることです。そしてアサーションは、人はアサーティブな自己表現ができないがゆえに、相手への怒り、憎しみ、恨みといった感情をためこむ傾向があると考えます。アサーティブであることで、「あなたもOK、私もOK」な関係をつくっていこうとするものです。

また重要なことは、「アサーティブにしない（自己主張をしない）権利もある」とすることです。「アサーティブでなければいけない」という発想ではないことに、その思想の深さがみえます。

アサーションの考え方

①	相手に対する自己主張の3つのあり方	・攻撃的（アグレッシブ）な自己表現 ・非主張的（ノン・アサーティブ）な自己表現 ・アサーティブな自己表現
②	自分と他者がアサーティブな関係（あなたもOK、私もOK）になる方法	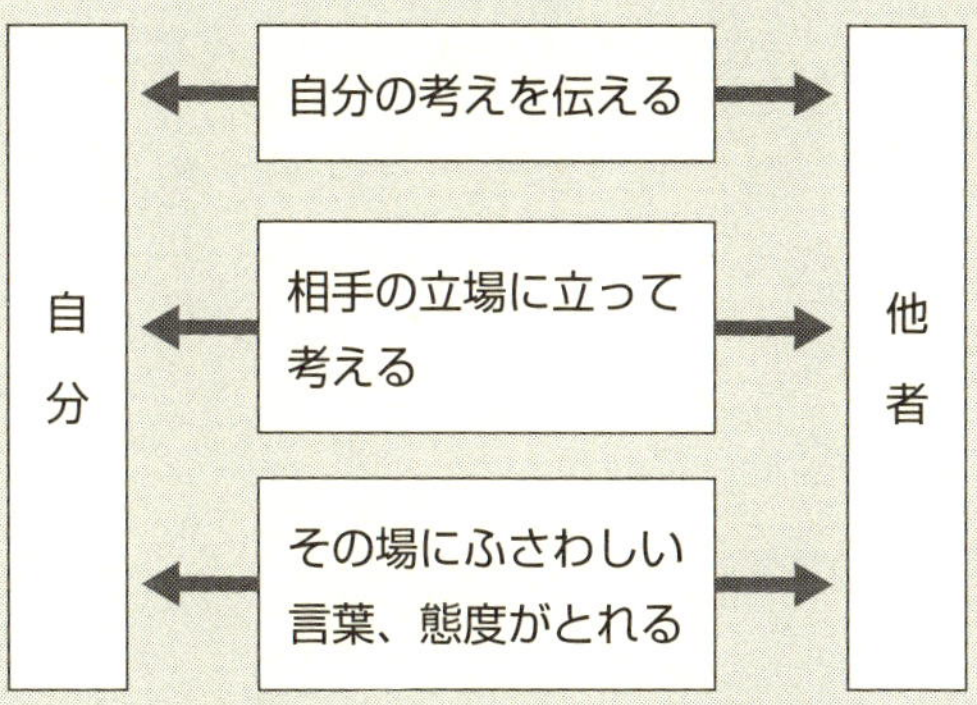

4 コーチング

●相手の自発的行動を促す

コーチングとはコーチにとってのスキルです。コーチをする側が、たとえば新人ナースに目標を設定してもらい、その実現を図っていくためのコミュニケーションスキルを学ぶ、といったものです。その意味ではプリセプターや主任、看護師長といったリーダー側のスキルということになります。

コーチングは未来の望ましい姿や目標に焦点を当てた解決指向のコミュニケーションのスキルです。コーチングで重要なスキルは「目標設定」のスキル、「ラホール（親密感）」を作るスキル、「環境を整える」スキル、「傾聴」のスキル、「承認」のスキル、「質問」のスキル、「提案」のスキルです。

なお、目標設定の条件として、「具体的であること」「測定可能であること」「達成可能であること」「現実的であること」「時間の基準（期限設定）があること」の5つが挙げられ、それぞれの英語の頭文字を取って「ＳＭＡＲＴの原則」と呼ばれています。

コーチングのスキルを身につけたコーチが、たとえば新人ナースを指導することで、新人ナースにとってのストレスの少ない目標の実現を図っていくことができること。これがコーチングの意義、成果ということになります。

コーチングとは？

①	コーチングとはコーチにとってのスキル	
②	コーチングは未来の望ましい姿や目標に焦点を当てた解決指向のコミュニケーションのスキル	
③	コーチングで重要なスキル	・「目標設定」のスキル ・「ラホール（親密感）」を作るスキル ・「環境を整える」スキル ・「傾聴」のスキル ・「承認」のスキル ・「質問」のスキル ・「提案」のスキル
④	コーチングの目標設定の条件：「SMARTの原則」	・「具体的であること」 ・「測定可能であること」 ・「達成可能であること」 ・「現実的であること」 ・「時間の基準（期限設定）があること」

第7章

ナースに求められるマナー

1 笑顔とボディランゲージの意味

●態度、しぐさ、表情によってメッセージを伝える

病院での人間関係のマナーは他者の尊重を基本としたものです。マナーには「形」が伴いますが、第一義的には患者への気づかい、心配りを伝え、信頼関係を築ためのマナーを大切にしたいものです。

態度、しぐさ、表情によってメッセージを伝えることがボディランゲージ、非言語的コミュニケーションです。挨拶によるマナーの前に態度、しぐさ、表情によってのメッセージが全体に浸透している病院は、患者や家族・見舞客に対して安心感・親近感・信頼感をもたらします。ベースとなるのは微笑みと笑顔です。さわやかな笑顔は場を明るくし、人に安心感をもたらものです。入院患者や外来患者は楽しくて来たくて病院を訪れるわけではありません。だからこそ、笑顔は患者の不安や恐れをやわらげる大切なメッセージとなるのです。

またスマートな（きびきびとした）立ちふるまいは、安心と誠実な対応への期待をもたらします。アイコンタクトによるしっかりと落ち着いた態度は、信頼感をもたらします。

態度、しぐさ、表情によってメッセージを伝えるのにいちばん大事なのは、相手が何を求めているかを感じ取る心身のセンサーを持つことです。

態度、しぐさ、表情によってメッセージを伝える

よい ボディランゲージ	1．さわやかな微笑み・笑顔 → 心の花束。言葉よりも緊張や不安をときほぐし、安らぎを与える力がある。目が笑っていないといけない 2．スマートな（きびきびとした）立ち居振る舞い → 安心と誠実な対応への期待をもたらす 3．アイコンタクトによるしっかりと落ち着いた態度 → 信頼感をもたらす
よくない ボディランゲージ	1．表情 → 目を合わせない・斜め下を見ている・険しい顔・きょろきょろ見回す 2．姿勢 → 背中が丸まっている・左右の肩が下がっている 3．立ち居振る舞い → せかせか忙しそうに振る舞う・うつむきかげん・腕組み

2 身体姿勢の挨拶・マナーを学ぶ

●気持ちのよい挨拶はナースの気持ちの表れ

自分がストレスに取り囲まれてきつい状態で「明るく挨拶！」といっても、なかなかできにくいものです。新人ナースが「挨拶するのがきつい」と感じるときは、それこそ自分の心の状態を見つめ直すきっかけにしたほうがよさそうです。ナース自身にゆとりや豊かさがあることが、気持ちよい挨拶を行なっていくことにつながるのです。

挨拶とおじぎは一対になっています。この場合、言葉を先にして、おじぎはあとにします。言葉とおじぎを同時にすると言葉がこもってしまうからなのです。

おじぎの仕方

おじぎは相手、場所、状況などＴＰＯに合わせて、以下の４つの仕方にわかれます。①目礼…目を交わして（軽く目を伏せて）挨拶すること。②会釈…背筋を伸ばしたまま、軽く胸を倒すように上体を15度ほど傾ける。病院内で何度も会う上司・同僚、また患者やその家族に行なう軽い挨拶。「おはようございます」「こんにちは」「失礼します」といった言葉のあとに行なう。③普通礼…上体を30度に傾けるおじぎ。もっとも一般的なおじぎがこれで、「ありがとうございます」「よろしくお願いします」といった言葉のあとに行なう。④最敬礼…上体を45度に傾けた、もっともていねいなおじぎの仕方。患者やその家族におわびする、患者が亡くなった際などに行なう。

病院内のマナー

1	案内のマナー	・案内先に誘導する場合は、「こちらほうから２階へ向かいます」というように行き先を告げる ・廊下・階段では案内者が先導する
2	廊下のマナー	・ナース・職員が廊下を歩く際、気をつけることは患者や家族・見舞客が中央を歩くようにし、ナース・職員は端を歩くようにすること ・複数での横並び歩きで患者などの進路をふさぐことはマナー違反
3	エレベーターでのマナー	・患者や外部の人とエレベーターに乗り合わせるときは、ナース・職員は乗る際は先に乗り、降りるときはあとで降りるのがマナー ・先に誰かが乗っているエレベーターに乗る場合、会釈あるいは目礼を行なう ・また患者や外部の人がボタン操作を行なっているときは、これに替わって操作を行なう

3 言葉遣いのマナーを知っておこう

●尊敬語・謙譲語・丁寧語の区別をしっかりしよう

おそらく新人ナースは学生時代までは、敬語における尊敬語・丁寧語・謙譲語の区別をさほど気にしてつかった経験などないでしょう。しかし病院に入職し社会人となったいま、この3つをゴチャゴチャにしてつかっては、特に年配の方などにはどう思われるかわかりません。そこで、まずその区別をつかみましょう。

①**尊敬語**：目上の人やその動作につかう敬意の言葉
②**丁寧語**：自分や相手の動作を丁寧に表現する言葉
③**謙譲語**：自分にかかわることをいうとき、へりくだって表現して、間接的に相手を立てる言葉

このほかに「緩衝語（クッション用語）」といって、人間関係に配慮して表現を和らげる言葉があります。

①**話のきっかけ**：「失礼ですが」「いまよろしいでしょうか」「もしよろしければ」
②**相手を立てる**：「恐れ入りますが」「恐縮ですが」「お手数ですが」
③**時間の流れに配慮**：「ただいまうかがいます」「少々お待ちください」
④**断る際に**：「あいにくですが」「あいすいませんが」「申し訳ございませんが」

間違いやすい言い方

間違いやすい言い方	正しい言い方	解　説
お父さん	父	自分の家族だから
うちの病院	当院・わたくしども	
いま、いきます	ただいまうかがいます	謙譲語をつかう
Aさんでございますね？	Aさんでいらっしゃいますか？	「ございます」は謙譲語
ご用件は師長さんに	ご用件は師長に	身内に敬語は不要
ご家族に聞いてもらえますか？	ご家族に聞いていただけますでしょうか？	「いただく」は謙譲語
私が聞いてきます	私がうかがって参ります	「うかがう」は謙譲語
お薬はもらいましたか？	お薬はお受け取りになりましたか？	
診察券を見せてくれますか	診察券を拝見できますか	「拝見する」は謙譲語

4 身だしなみの基準

●ヘアスタイル、メイク、ユニホーム

服装の基準は時代によって国によって大きく変化します。日本でもすでにナースキャップ廃止の病院が多くなっていますし、白衣の自由化も増えてきています。もっとも、訪問看護などを除いて、私服化という病院はまだまだほとんどないようですが。身だしなみは「他人に不快感を与えない」ということが基準です。したがって、他人の基準が変化すれば、よしとされる範囲は変わっていきます。

細かい詰めは各病院の判断によることになります。アバウトな意味では「明るくさわやかな印象を与える」ということです。「明るくさわやか」の代名詞のプロ野球選手に茶髪が登場して久しいわけで、すでに茶髪不可ではなく、金髪は不可等となったりしています（でも、金髪の欧米人などが入職した場合はもちろん可ですね?）。

ヘアスタイルは清潔上の基準から「長さは肩にかからない程度とし、それ以上は結ぶか、髪を上げる」となっています。メイクについても基準は「明るくさわやか」です。

やはり、なによりも重要なのは「清潔さの維持」、「感染のリスクが少ない」、「処置などに支障がない」ということです。また、「患者と自分の安全を守る身だしなみ」であることも大切な条件です。

5 電話の応対の仕方

●応答の仕方、取り次ぎ、用件の聞き方

電話の応対はマニュアル化されており、どの企業でも大きな差はないし、病院も同様になっています。

ともかく、電話ではお互いの姿が見えないため、友人との携帯のやり取りなどとは正反対の、非常に丁寧な受け答えが求められます。それはなによりも、電話に出る人がその病院の代表として評価されるからです。仮に新人ナースであるあなたが非礼な電話の応対をしたとすると、それは個人ではなく、組織全体の評価・印象となってしまうのです。

そこで注意する点ですが、①ベルが鳴ったら3コール以内に出る。出られない場合、「お待たせいたしました」と伝えてから、用件に入る、②まず、「はい、○○病棟の○○でございます」と自分の所属、氏名をはっきり名乗る、③相手の名字名前、所属施設（会社）名がよく聞き取れなければ、きちんと復唱して間違いのない内容を確認する（名乗らなければ「失礼ですが、どちらさまでいらっしゃいますか?」とたずねる）、④取り次ぎを頼まれたら「○○部の××ですね」と名前を復唱する、⑤用件内容の日時、数字、名称等は必ず復唱して再確認し、メモに記入する。

かける側の場合は、所属・氏名を名乗り、相手を確認して用件を簡潔に伝えます。

第8章

先輩たちが贈る！
悩み・転職・進学…成長のヒント

0

新人ナースに贈る〝ぶっちゃけ〟トーク

●本音を語った濃い内容、かゆいところに手が届くアドバイス

◇先輩たちは、どんな悩みを持ってきたのか？

今回、6人の先輩ナースのみなさんに、新人ナース時代、プリセプターの仕事、リアリティーショック、辞めたくなった理由、転科の理由、後輩ナースへの思い、ナースを取り巻く状況の変化への見方などなど、本当に貴重なお話を伺うことができました。

みなさんが本音で経験してきたこと、感じてきたこと、これからに思うことを思い切りトークで語っていただけたから、新人ナースの方たちが読めば、そうそうほかでは聞くことができない、とても濃い中身であることはすぐわかっていただけるでしょう。

これから思い切り悩んだり、いろいろな現実と出合って落ち込んだり、逆に勇気がわいてきたり、辞めたくなったり、別の道を考えたりと、そんなこんなに必ず出合うことになる新人ナースのみなさんにとって、とってもかゆいところに届きまくりの話になっています。

◇どうやってストレスを解消し、どうキャリアを積み重ねてきたのか？

夜勤の話、手術室勤務の話、いまや新人がベテランよりも強いという話、内科向き・外科向きの性格ってあるの…って話、どれもこれもはっきりいってほかの本で読んだことも、ほかでは聞いたこともない話がいっぱい。手術室勤務をしたい、訪問看護をやってみたい、地域医療に関心がある、ナース派遣はどんな仕事をするのか、先々は進学も考えてきたい……そんなことを知りたい人は、すぐに読んでみてください。

仕事のストレス解消はこれ、どんな友だちをもったらいい、ヒヤリハット体験と注意、医療事故の危険と防止、職場でのメンタルヘルスへの対応、アサーションなどの活用ぶり、就職事情はやっぱり首都圏がいいのか？

ナースコールの内容をどう申し送るか、クレームへの対応をどうするのか、手術室勤務のお疲れ度は、ナースの離職度はホントに高いのか…現場からしか聞けない話ばかりです。

しっかり読んで、みなさんのナース人生に役立ててください。

「ユーモアを大切に人とつき合っていく」「働いていく中で、興味を持った方向に進めばいい」

鈴木須美枝さんと上田優希さん（ともに仮名）は同じ病院に勤務しています。それぞれ3年目と4年目。現場で実際に後輩を指導する立場から、具体的なアドバイスをしてくれました。

●新人時代の不安やストレス

――ご自身が新人の頃に悩んだことなどを聞かせてください。

鈴木さん（以下S）　いろいろありますが、たとえば最初の1カ月ぐらいのときは本当に何もわからないから、患者さんに質問されても患者さんに答えられないのです。患者さんがつらいと思っていることをお聴きすることはできたとしても、知識も経験もないものですから何も対応できずにいました。そこで、とりあえず「はい、……はい」で終わって、先輩のところに聞きに行く。そうすると、患者さんに対しては、無力感でいっぱいになります。クレームというわけではないのですが、患者さんに「大丈夫かしら、この子……」と思われるというようなことはありました。最初はそんなふうに患者さんにうまく対応できないとか、知識が足りないということが悩みの1つでしたね。それと、やっぱり先輩が時々すごく怖くて……。事前の研修で職場の見学はしていたので怖いのは知っていました。むしろ、私もそういうところで鍛えたい、自分を磨きたいと思ったので、承知の上ではあったのですが、実際に先輩は直面すると本当に恐いんです。

——具体的には先輩はどんなことが恐いのでしょうか。

S もちろん（先輩の）愛情は感じるんです。それでもいろいろなタイプの人がいて、やっぱり人間関係の難しさみたいなのもあって、いじめというわけじゃないし、その人が嫌いというわけではないんですが、とにかく厳しいんです。

具体的な言葉としては、「（患者さんを）殺す気？」といわれたことがありました。「ちゃんと見てるの？」とか「殺す気？」といわれてしまうと、私にはそんなつもりがあるわけはないのですが、実際にはやるべきことができていないので本当につらいと感じました。

そういう言葉をバネにして、頑張らなければいけないという思いになりましたが、度重なるとやはりショックで落ち込みました。悔しくて泣いたこともあります。

上田さん（以下U） 私も基本的につらかった内容は、鈴木さんとあまり変わりません。当然のごとく、できないということを自分の中で想像はしているんですが、自分ができないという事実を目の当たりにすることが、すごくたくさんあるんです。先輩から指摘されると、自分のどこが具体的にできていないかということがわかります。もちろん指摘されることはいいことではあります。しかしそれが重なってくると、自信がどんどんなくなってきて落ち込んでしまうというのが、やはり1年目の初めの頃でしたね。その中でどうにか、できない中のひとつだけできたことをすごくほめてもらえたりして、なんとかそれで落ち込んだ気分が盛り上がるというような毎日を繰り返していたように思います。

U きっと新人のときに落ち込む要因は、ヒヤリハットやインシデントがすごく大きくて、新人はやはりミスをすることが多いので重なると落ち込む。そういうことなのだと思います。

インシデントを起こすとレポートを書くのですが、そこでもう一度自分を振り返ります。振り返るのはいいことなんですが、それが新人のときはすごく負担になります。「私、何でここで確認しなかったんだろう…」となるわけです。自分のミスがレポートという形で明らかになることが落ち込みの対象になるんです。

S インシデントでレポートを書くのは、本来は個人の責任を問うものではありません。次への対策、繰り返し起きないようにするという目的があるのですが、書くときは「ああ、やってしまった…」となります。

でも、振り返るから次からはやらないようになります。また新人になるべくインシデントを起こさせないように、上の立場の人はかなり配慮します。たとえばこっそり点滴を確かめにいったりもします。本当に点滴の速度が合っているか、何時に行くべき点滴か、こっそりと確認するんです。逆に、確認していることが新人にわかるようにすることもあります。

U さりげなくフォローする場面もあれば、本人に気付いてもらうことを優先する場面もある。

新人がインシデントを起こしたときは、初めの頃のレポートは書かせず、「どうしたらよかった」というところをしっかり振り返ってもらいながら、付いていた先輩が書く場合もあります。

●アサーティブの研修について

S 後輩に伝えるときの言葉は、たとえ同じ意味の言葉でも言い方によって全然違ってくるということがあります。ここ数年で私の病棟は言い方がうまくなりました。まさにアサーティブになってきています。アサーションについて勉強している効果が出てきているように思います。

U 勉強会などを率先してやっている病棟が1つあって、その成功例や講義を病院全体に広げていくという取り組みがあります。それを自分たちの病棟でも取り入れよう、と動いているところです。さらにまた、病棟内でグループワークのようなかたちをとることもあります。先輩の立場だったらこう言う、とか、後輩の立場だったらどう言う、とか、自分が逆の立場を取ってみると、こうしたほうがいいんじゃないか、という具合です。注意する側の気分と、言われる側の気分を同じ人が考えるということです。

S 年に1回程度の勉強会なのですが、数回参加するだけでもまったく違ってきます。

U 最初は先輩だけでやっていたのですが、最近は後輩も参加できるようになりました。やはりアサーションというのは、お互いに、言うほうも受けるほうもアサーティブでないとあまり意味がないので、両方参加することになりました。もちろん入職したばかりの新人が4月・5月に参加することはありませんが。

——アサーションは最初からでは意味がないんですね。

U　1年生がある程度落ち着いた頃に、1年生も含めた勉強会やデモンストレーションをやります。

S　私たちからすると、そういうことがあるのはうらやましいですね。

●オンオフの使い分け

——まじめに、真剣にやることは大切なのですが、遊びの部分、息抜きの部分を意識して用意しておくということはありますか。あまり新人が緊張し過ぎないための情報としてお聞きしたいのですが?

U　それは多分、新人に接するときの雰囲気づくりが大切だと思います。ずっと緊張状態で働くのは不可能なので。オンとオフというか、必要なことをいうときはきちんというけれど、そうでない普通のときの接し方とは、結構使い分けています。

S　あとはユーモアがないのはよくないですね。といっても、そのユーモアを持って表現するというのが難しいのですが。それから、少しの私語が話せないというのも新人にはかわいそうです。

U　Sさんは基本的にうまいですよね。言うことはきちんと言っていて、仕事中はすごく怖いのに、休憩になったらすごく優しく後輩に接しています。

S　ご飯食べてるときなんかも、気をつけています。

U　オン・オフの切り替えを先輩がしてくれることで、勤務中にきつく怒られた後でも休憩室にいづらくないということがあります。直前まで怒っていたとしても、休憩室に入れば普通にもどってくれるという具合だと、後輩も安心する。

先輩のそういうところを見て働いてるので、後輩はそれを目指します。自然とそれがモデルとなります。自分も同じようにしようと、努力はしますね。

●夜勤について

――夜勤についてはどうお考えですか。

S　看護師に夜勤があるのは当たり前だと考えています。つらいと思われがちな夜勤にもそれなりに魅力があります。体力的には大変ですが、やはり夜になると、どうしても患者さんは不安を訴えることが多くなるんです。夜に痛みが強くなるなど、夜特有の、心理的な苦しみがあります。

夜勤の場合はそこを援助できるというやりがいがあります。昼間から何とかセッティングできることもあるんですけど、夜勤のときにあえて時間をつくってお話を聞いてあげるとか、寝る前に10分間脚をマッサージすることもあります。

夜勤は看護師の人数が減るので、そのぶん大変さは増します。といっても、業務的には体を拭くことがなかったりもするので、しっかり眠れるようなサポートをすることになると思います。

――しかし、夜勤というのは体力的にきついので、だんだんつらくなってくるのでは。

S　夜勤がつらくなった場合は、外来でやると思います。やっぱり身体を大切にしていきたいので。私たちは2交代制なんですが、3交代制になると正直働けないと思います。

●ナースのステップアップ

――専門家的な仕事ができるところに行こうとか、あるいは保健師になろうとか、そういうステップアップを考えていらっしゃいますか。

S　そういう気持ちもありますが、いまは仕事が大変だから、ちょっと休憩したいという気持ちも正直なところあります。ステップアップについては、個人個人で考え方が違いますが、専門的な道へ進みたいという人は多いと思います。

U　看護の中でも科があれだけたくさんあって、つまり選べる選択肢があって、さらに看護師だけじゃなく保健師も助産師も全部つながっています。保健師まで行くと、選べる道は本当にたくさんある。そういう中で、自分が本当にやりたいことというのは、初めはきっとわからないので、働いていくうちに興味を持った方向に自然といくんじゃないかなと思います。

――一般企業であれば、全体の中の位置が高くなることで給料も上がる、そういう志向性があように思います。看護師の仕事は、同じではないように見えます。

S　個人のスキルが大きいと思いますね。役職的なステップアップは、役職自体がそんなに多くないのであまり考えられません。役職はあってもナンバー1かナンバー2くらいなので、やはり技術的な段階を踏んでいくということだと思います。たとえば1年目なら、よくある疾患、よくある患者さんの看護ができる、ということです。

●新人の指導

S　2年目になれば、少しは周りの動きを見ることができて、1年目の面倒を見つつ、自分もできることが増えたりします。3年目からは病棟全体を見るようになります。3年目のあたりでプリセプターになることが多いです。

――お二人はもうプリセプターを経験されているわけですか。

S　私はやりました。

U　私はプリセプターはやっていなくて、より新人に近い身近な相談役という立場にいます。また、病棟の中の新人フォローの係にも所属しています。

新人ナースの年間教育スケジュールを立てたり、プリセプターが集まるミーティングを定期的にやっていて、それらを企画したりします。

プリセプター、新人、それぞれにいろいろな話を聞いて状況を把握して、個別に必要なもの、たとえば何が足りてなくて、どういうサポートをしていくのがいいのかということを検討していきます。指導の方向性がぶれないように、その人の問題はここだから、こういう感じでかかわりましょうという、おおもとの道筋を立てるといったことです。どうしてもいろんな人が新人にかかわるので、方向性を定めることは大切になってきます。

ミーティングをする前には、新人にプリセプターとの数カ月間の業務の振り返りをしてもらって、ここはできた、ここはできないということをまとめた書類を出してもらいます。そこに書いてあるものを見ると、その人の傾向がすぐにわかります。文章の特徴が業務に反映されていることも多いので、そういうところをみています。申し送りの文章を見ても、いろんなことがわかっていない最初の頃は、問題点があっちに行ったりこっちに行ったりしています。

S　指導のやり方という点でいえば、たとえばすごく頭のいい新人がいたとして、プライドが高いがゆえに、自信を持ち過ぎているところが怖いということがあったとします。よくできてるように見えて、実はミスをしていたという場合に、それはやっぱり過剰な自信を持っているからです。そこで、そのことについて具体的に細かく、なぜそう思ったのかまでを聞いていくという方法をとります。

また、ある新人が言語的に表現することが得意でないとします。経験を積んでくると、たとえ言語的にうまく表現できていない話を聞いたとしても、何となくこういうことがいいたいのかなと察することもできます。しかしそれをよしとしてそのままにしておくと、その新人の「言語化して表現する技術」が向上しないから、自分の言葉で、なおかつ正確な言葉で表現できるように待ってあげるということもします。

●患者とのつきあい

――患者さんの要求で苦労されたことなどがあれば教えてください。

S　最初はすごく怒られたこともありました。

新人のころは、やはり夜勤のときなどに患者さんのナースコールに、常には対応し切れないこともあります。昨日はまさにそんな状況でした。高齢の患者さんが、痛みをうったえてくる。それでも、痛いからそばにいてほしい、という感じでもないんです。痛い、痛い、痛いと繰り返すだけ。でもどうにかしてほしいという気持ちは伝わってくる。昨日夜勤に入っていた新人は、いろんなことで対応しようとしたみたいです。痛み止めを使ってみたりもするのですが、結局駄目だった、ということを引き継ぎました。

そこで、昼間に今度は緩和ケアの痛み専門の先生に話を聞く。もうちょっとこうしたいんですけど、ああしたいんですけどと聞いて、また今夜の夜勤の人に送る。中には対応できないこともちろんありますが、何とかして、その次の日に対応できるようにスタッフで考えます。専門の先生に相談したりしています。

U　少し話は変わりますが、患者さんに理不尽な要求をされたり、クレームを受け取ったり、そういう場面というのはやっぱりあります。そういうとき、これは新人に限らずですが、反論したい気持ちがすごく出てくると思います。でもそこで反論してもいいことはないので、まず一回聞いて、一回受け止めた上で、できるだけ対応するようにすることが大切だと思います。

患者さんの中には、要望が高い方も結構多くいらっしゃいます。私たちにいわれてもどうしようもないと思うことも山ほどあって、こちらはそういうとき、たとえ自分は悪くないと思ったとしても、患者さんがいっていることにそこで反論しても意味がないので、話を聞いて対応できるところは対応する、自分ではできないと判断したら上の者に伝え、指示を仰ぐ。人と場所と時間を変えて、対応を選ぶということです。

S　まず「クレームだと気付く」かどうかということも、結構大切ですね。そしてクレームがあったとしても、自分を責めたりとかはせず、クレームはあって当たり前というふうに考えてたら割とうまくいくかもしれません。

U　すごく腹立たしい、というときももちろんありますけど、内輪がその話を聞いてくれたりするので、それが助かります。

●患者さんの要望にどこまで応えることができるか

――他にやらなければならない仕事があるとき、たとえば脚をマッサージしてほしいという要望があったとして、それにどこまで応えていくか線引きがむずかしいのではないでしょうか。

U　自分の家族が看護しているなら、時間の許すかぎりということになると思いますが、自分が看護師としてやっていく中では、多分采配が重要だと思います。自分が受け持っている患者さんの中で、最低限必要なことと、それ以外に自分がやってあげたいこともいろいろあると思うんですが、たとえばマッサージをその人にはどうしてもしてあげたいというのであれば、そのための時間をつくるように自分でタイムスケジュールを組んでやっています。

――タイムスケジュールがすでに決まっていれば、それを入れ込むことは厳しくなってしまいませんか。

U　もしすぐに時間を取ることがむずかしければ、別の提案をしていきます。週末ならできますけど、それでいいですか、といったようにです。患者さんの要望に十分に応えることができずに、関係が悪化していくということも、まったくないわけではありません。たとえばマッサージに費やす時間なら、その終わりというのはこちらがつくらない限りはないので、自分の中で1時間やったから、10分やったから満足というものでもないと思うんです。その中で、どう割り切っていくかだと思います。

あとは、そのかけられる時間をより多くつくるためにそのほかでももちろん努力をしなきゃいけないので、初めのころ、特に1年目のときはただバイタルを取るだけでもすごく時間がかかって、そんな時間をつくることなんかできなかったんですけど、つくるために努力をするというのを重ねて、ちょっとずつ延ばしていくしかないですね。

「やりたいことをやるために」

後藤昌代さん（仮名）は外科病棟、専門クリニック、手術室と、2度勤務先を変えています。ナースの仕事につかれを感じ、やめようと考えたこともありましたが、紆余曲折をへていまはやりたいことをやれている、と話してくれました。

●いまの新人ナースは恵まれている?

――新人時代、ストレスを感じていたことはありますか。

後藤さん（以下G） すごく怖い先輩とかもいて、声を聞くだけで耳鳴りがする、そのぐらい拒否反応を体が示したこともあります。

――「怖い」というのは、教え方が恐いという意味か、感情的な嫌な部分があってという意味か、でいいますと、どちらですか?

G 私がいうその方は、一般的な「嫌な人」ということではなくて、どちらかといえば教え方が恐くてという方でした。私がまだ1年目の頃は、まだまだそういった怖い先輩がたくさんいました。今は「そんなことをすると辞めちゃうからだめよ」という時代なんですけど、昔はそういうことはなく、理不尽なことにも「すみません、すみません」といって、日々乗り越えてた気がします。

――いまは新人のほうが強くて、先輩がきつく何かいったりしたら大変なことになってしまう。

G そういう時代かもしれません。たとえば学校でも、ちょっとしかると親がすぐに訴えるみたいな時代ですね。そういった親だと、若い子も、それで育っていっちゃいますからね。新人も先輩がきつく何かいったりしたら、まるで子どもが親に言いつけるというような感じで騒ぐという感じでしょうか。

――先輩からすると、看護師不足の中ですぐに辞められてしまうと、自分の査定などに響くという懸念があるんでしょうか。

G それはあるかもしれないですね。数年前から病院での患者と看護師の数の比率の基準が変わって、その結果として看護師の需要が増えたんですけど、やっぱりそれだけの人数はまかなえない現実があるので、看護師はどこも不足していると思います。

●職場を移った理由

――最初の病院を辞められた理由を教えていただけますか?

G きっとそのときは若かったせいもあったのでしょう…。今になってやっと振り返ることができるんですが、3年しかいなかったし、大して責任ある立場も長くなかったんです。3年目ぐらいになってプリセプターをやってきたんですけど、その時点で何かもう疲れちゃったんですよね、お恥ずかしい話、情けない話としかいえないんですけれど。

——看護師が辞めるというのは、やはり3年目ぐらいが1つの時期ですか？

G　そうですね。やっぱり私の周りも3年とか5年で辞める人が多いですね。多分、1つは奨学金制度があって、それが3年働くと免除になるということが大きいのでしょうか。だから、それでたぶん一区切りがつくのと、あと5年目ということになる。これはおそらく教育制度が5年で一区切りという病院がほとんどだからでしょう。

——それからクリニックに移られたわけですね？

G　病棟を辞めるときは、もう辞めたくて辞めたくてしようがなくて辞めたのですが、でも生活していくには何か働かなきゃなと思って、クリニックに入ったのです。

たぶん、今（手術室勤務）のように目標を持っての就職じゃなくて、でも、病棟では絶対に働きたくないし…という逃げの就職だったので、なかなかモチベーションも上がらず、でも、こんなのじゃだめだなと思いながらも何年かすごすみたいな感じでした。

——クリニックから変わられたときは、どう考えられたのでしょうか？

G　クリニックで働いているうちに、何の仕事もそうだと思うんですが、やっぱりちょっとほかのこともやりたいなとか思ったりしたのがきっかけです。そのクリニックでは、仕事は同じことの繰り返しなんです。そういう意味で、何か次にやりたいことが見つからないなとは思いながら、1年、2年がたってしまった。次にやりたいことがないうちは辞められないと思っていたので、何だかいろいろずっと考えていて、結婚する予定もないし、やっぱりやりたいことをやろうと思って続けていたのです。

——そしていまの手術室勤務に変わられたわけですね？

G もともと学生のころから手術室には興味があったんですけれども、私は結構、貧血が強くて、ちょっと体力的に自信がなかったのです。手術室は、実際に働き出してみると、あまりそういう感じもないいんですけれども、立ちっ放しのイメージがあるじゃないですか。なので、ちょっと務まらないいなと思ったし、病棟経験もしてみたかったので、最初に入った病院の場合は1年目は外科希望を出していたんです。

でも、そこを辞めて、クリニックへも行ったわけですけれど、そうなると、やっぱりやりたかった手術室へ、ちょっとまた次に進んでみようかと思うようになった、というところです。

——いろんな段階で、たとえば手術室で働くということで、何か自分で目標を設定して、自分でそこに向かっていくという方が多いようなんですけれども、その点はどうだったのですか？

G おそらく私の看護師人生は、向いていないかもとか、嫌だなと思っていたほうが半分以上で、この1年ぐらいはまたこうやってやりたいことが見つかったから頑張っていますけど…。

——いやだなと思ったりしながら、でも、完全に看護師の仕事を辞めてしまう人というのはほとんどいない、というお話を聞いたのですが？

G そうですね。せっかく資格も取ったし、というところでしょう。結局、もう嫌だ嫌だといって辞めた人は、さんざんそれまで忙しく働いていていきて、いざ辞めたとなると、やることがない。

時間が余ってしかたがないということは、看護師仲間は、みんないいますね。まあ、私はずっと働いてきているから、そこはわからないんですけどね。

●病棟と手術室、患者との距離は

——患者さんに感情移入しすぎて仕事がたいへんになる、ということはないのでしょうか。あるいは、死に直面している人を前にして、きつくなってしまう。患者との距離感をどう取ったらいいかが、すごく難しいという点はいかがでしょうか?

G　病棟時代は、そういうことにも疲れちゃったのかもしれません。

——そこをただ、うまくやりすごすということもちょっと嫌ですよね。だから、どうしても深みに入っていっちゃって、ということはありませんか?

G　そうですね。最近よく思うんですけれども、手術室勤務の場合は、麻酔科の先生が必ずどこかに待機しているわけです。人工呼吸器もあるし、すごく安全で恵まれた場所だなと思いますね。これが病棟なら、いざ夜勤の時に急変があったとしても、まず当直医を呼ばなければいけない、主治医を呼ばなければいけない、呼吸器はないのでどこからか持ってこなきゃいけないということになります。もうそこで時間のロスもあるわけですからね。たとえば夜勤で、自分がリーダーだったりした時、あるいはその前の後輩の立場だった時でも、働いている時には、そういうことがすごく怖かったです。病棟勤務を離れた今でもそう思います。そう思うと、今は何かよけいに病棟に戻るのは怖いな、と思ってしまいますね…。

――特に夜というのは、緊急事態が起きやすいわけですね?

G　そうですね。本当に病棟の看護師はよくやっているなと、今離れて、さらに痛感しています。

●仕事をする上での首都圏の魅力

――勤務はずっと首都圏ですが、その魅力はどういったことですか?

G　やっぱり仕事をすごく選べます。病院だったり、クリニックだったり、こっちなら、訪問看護師や派遣もすごくいっぱいあります。実際に派遣のバイトをしたこともありますよ。

――地方、地元ではいかがですか?

G　就職状況がかなり厳しいし、勤務先も限定されてきます。

――派遣の仕事というのは、対象はどんな場所であるのですか。

G　病院だったら、日勤、夜勤の派遣。クリニックもあるし、訪問入浴。あとは、老人ホームとかに行って血圧とかをはかったり、デイサービスとかに行ったり、いろいろと派遣という中でも業態を選べます。

――結構いい経験になりそうですね。学べるという面がある?

G　そうです。ほかにどんなのがあるんだろうと思って、ちょうどやっている先輩がいたので教えてもらってやってみたんです。

――派遣だと、契約期間はどのぐらいなんですか？

G 全然決まっていなくて、自分のやりたい日に電話をして、何日間空いていますからというわけです。

――登録さえしていれば、もうその日に1日だけ行ってもいい？

G そうです。

――いろいろできるという自由度もあるわけですね？

G そうですね。なので、本当に学生時代に学校を辞めなくてよかったなと、よく思います。やっぱり資格は強いな、と。

――一人ひとり違うからむずかしいとは思いますが、新人で辞めようかどうか悩んでいる人がいたとして、簡単に辞めようと思うよりは、もう少し先で考えたほうがいいよということはいえるのでしょうか。もちろん本当に嫌なら辞めるべきでしょうが。

G 今周辺にちょうど2年目で辞めたいといっている人がいるんです。

私は1回辞めて、また病院に戻ってきた人間なので、今のところの待遇のよさだったり、悪さだったりとか、ほかのところとかもいろいろ知っているので、そういう話はしています。でも、辞めたいときというのは、私もそうだったんですけど、何かもう嫌なことしか考えられないし、病院の嫌なところしか見えなくなってしまうものです。こうこうだから辞めないほうが得、なんてことは頭には入ってこないものです。そこはもう、なるようになるほかはない、ということではないかと思いますね。

「退院後に不安を感じている人をフォローしていきたい」

木村綾乃さん（仮名）は、現在大学院で地域看護学を研究しています。2年間の病棟勤務の後、心の「モヤモヤ」を何とかしようと、研究職への道を選択されています。

●看護師を志した経緯

――看護師を目指した動機を聞かせてください。

K　たぶん一つの理由ではなく、たくさんのことが重なっています。

一つは父方の祖母が、私が中学生のときに入院していて、住んでいたところから車で10分ぐらいのところだったので、夏休みの期間だったというのもあって、ほとんど毎日行きました。その病院は特に延命治療などはしないで、痛みのコントロールをするのですが、病院が嫌だ嫌だといっていた祖母が、結構安らかに死んでいったんです。そこで、たまたますごくすてきな看護師さんがいて、なんか「すてきだな」と思って。それまであまり職業とか、自分が将来どうなるのかなどということは考えていなくて、当たり前に中学、高校、大学と行って、ＯＬさんになるのかなど思っていたのですが、「こういう道もあるんだ」とちょっと思ったんです。

——それはおいくつぐらいの頃ですか。

K　15歳です。それがたぶんいちばん大きな理由なのですが、でもよくよく考えてみれば、わりと保健に興味があって。医療と保健て、似たような分野だと思うのですが…。保健委員とかやってたし（笑）。

あとは、いま地域看護という分野にいるのですが、パブリックヘルスといわれる公衆衛生に興味を持っています。その原点というのはたぶん、小学生のときにマレーシアに住んでいた経験があるからです。父の仕事の関係で少しだけいたのですが、そのときスラムなんかの悲惨な光景を目の当たりにして、保健衛生ということがすごく大事なんだと、幼心に感じて…。それは8歳くらいですが、たぶんその頃から公衆衛生に興味があって、なんとなく保健に興味があって、それで祖母が病院に入ったことがきっかけで、「看護師かな」と思いました。看護師でなくとも、そういう（方向の）道もあるんだと、考えたんだと思います。

●新人ナース時代に直面した悩み

——新人時代に、最初にぶつかった悩みを教えてください。

K　何か本当に嫌なことがあって「辞めてやる！」という感じではなかったのですが、学生とのギャップを、入ってすぐショックに感じました。それまでは看護師に対して、「そんなに大したことはやってない」みたいなイメージがあったんですね、きっと。そういうイメージがあったのに、実際入ってみたら何もできないんですよ。いま考えてみるとできないのも当たり前なのですが、本当にまったく動けない。たとえば急変が起きたとき、何もできない。だからそういうことが情けないなと思って…。

――それは特に夜間が多いのでしょうか。

K いえ。夜間、昼間関係なく。常にそうなんです、動けなくて。たとえばナースコールが来たとき、行って何をしていいかわからない。それで上の人を呼んでくるだけの状況で、「ああ、何もできないな」と思って落ち込みました。

――プリセプター制度はどうでしたか。

K プリセプターがいても、結局は自分で学習していかなければならない。プリセプターが最初についてくれるのは本当に1週間だけで。たとえば血圧を測るのも、最初は自信がないわけです。脈を取るのも意外と自信がなく、でもそれはほかの人が二重でチェックしてくれるわけではなくて、当たり前ですが自分でチェックしていく。自信がなくて、たまに聞こえなかったりするので、「うわっ」と思ったりするんですよ。先輩に「(自信がないので) 確認してください」といっても、「自分で責任持ちなさい」ということをいわれたり。

――学生時代の実習では、そのようなショックはなかったのですか。

K 学生時代は、要するに責任がまったくないわけです。学生なので。手技に関しては本当にまったく求められない。病院側としても学生に何かはやらせますが、免許がないから採血とかもできないんです。点滴をつなぐこともしてはいけない。何もしちゃいけないんです。だからそういうのは見ているだけで。

できることといえば、話を聞くことと、足を洗ったり、洗髪、入浴介助とか。そういうことしかできない。それでこの人には何が必要なのかということをその中から考えます。「アセスメントする」という言葉なのですが、アセスメントして、何が必要だという看護計画を立てて、その計画をできる範囲でやって、実施して評価するという一連を学びます。

●外科系・内科系、それぞれの特徴

――ご自分は外科に向いていると思いますか。

K　いちばん向いてるとは別に（思いません）。向いているか向いていないかはわからない。でも、実際に入って、外科系でよかったと思います。

――外科系の人はテキパキとした判断、内科系の人はじっくり考えて…、単純にいうとそんな感じかなと思うのですが。

K　まさにそのとおりだと思います。体育会系と文科系の違いみたいな。外科系の人は、急にパッと動ける人のほうがいい。

やっぱり患者さんとじっくり向き合っていくというのは、たぶん内科のほうができます。話す時間も外科は内科系よりは取れないんです。それがストレスになってしまう人というのは結構多くて…。

「看護師になったのに、患者さんの思いとか悩みとか、不安とか、聞いてあげたいのに聞いてあげられない」といっている人は結構多い。自分も思ったことがあります。だから本当にそういうことに重きを置いている人が外科系に行くと、すごくストレスがある。

でも、外科系のいいところはやっぱり良くなっていく、変化が目に見えるということ。だいたいは切って（手術をして）、よくなりました、じゃあ頑張って退院しましょうという感じで、みんな退院してよくなっていくということが多いので、それはたぶん外科系のいいところかと。

●早期に退職する人が多いといわれる実態について

——辞める方が非常に多いといわれていますが、その理由はどういったものでしょうか。

K　早期に退職する原因は……（大学院の）教授の話では、やはり実際に大学で教育されたレベルと、現場で求められるレベルが違うこと。現場で求められているレベルまで教育で上げられていないから（ギャップがある）。知識も技術もそうで、本当に現場に出たら、わりとすぐポンと一人でやらされるので…。人の命とかかわっているので、自分の判断に対する責任は重いじゃないですか、何かあったときに。

——そうですね、常に。

K　やっぱり「その怖さに気付いてしまう人は辞める」と教授はいっていました。「意外とそれに気付かない人は続けるけど…」とか（笑）。でも、退職する原因といっても、多くの人はその病院は辞めたとしても、また次の病院に行く。

――ということは、その職場が合わないとか、ナースという仕事以外の何かが嫌だったり。

K じゃないかなと。いまはどこでも採用があるので、そういう環境が退職につながると思うんです。辞めても別に白い目で見られたりしないし。

――辞めて1年間ぐらい海外旅行をするとか…。

K それでまた働きたいといってもウエルカム。「どうぞ、どうぞ」みたいな感じなので。

――給料もある程度保証されていて。

K そういった環境が、たぶんいちばんの（辞める人が多い）理由かなと。

上の人の立場でいうと、組織にとって一人前になるまで教育にかなりお金をかけているわけです。辞められてしまうと、やっぱりそれは困ると思います。

ただ、私もこれはちゃんとしたデータに基づいて話しているわけではないのですが、女性の離職率で、看護師の離職率と一般的な女性の離職率は、そんなに変わらないと聞いたことがあるんです。特に女性に限ると。男性はわりと長く続けますが。

――最近は仕事を辞めること自体がごく当たり前のこと。そういう意味でいえば（ナースの早期退職は）大きく取り上げることでもない、と。

K そういう考え方もあるのかなと、最近思ったりします。

――出産後は、辞める人が多いのでしょうか。

K　私は結婚も出産もしていないのですが、でも周りの人を見ていると、やっぱり子供を持って働いている人っていうのは本当にわずかですね。環境的に、たとえば自分の親が子育てに協力してくれるという環境がないと、なかなか…。あとはだんなさんの協力体制があるとか。

――子育てをフォローする体制ができていない。

K　それについては、いろいろな対策が練られています。ある大学病院では、産休・育休が最大で3年ぐらい取れて、さらに戻ったあとも時短勤務、10時〜3時とかの勤務で続けられるという制度が整えられていて、私の友人はそれを利用して働き続けています。

●大学院を希望した理由

――大学院で勉強しようと思った理由を聞かせてください。

K　大学時代の担当教員の「大学院に行け、行け」という強い勧めがあって。誰にでもそういう方でしたが、「もしかしたらそのうち行くのかな」とはなんとなく思っていました。でもまずは現場に出たかった。看護系は「現場の科学」つまり「臨床経験、働いた経験がないと、研究もできない、現場に問題があるので、現場を見て、経験しないとわからない」といわれているので、ともかく現場をやっていたら、やっぱり疑問が生まれてきたんです。

最低3年はやろうと思っていたのですが、このモヤモヤしたものをどうにかしないといけないというのがあって、大学院を志しました。

――地域看護という分野を選択されたのはなぜですか。

K　患者さんは、みなさんだいたい良くなって退院されていくのですが、退院したくないという人が結構多くて。もちろん深層心理としては家に帰りたいんだけれど、要するに不安なんです。かなり体に対するダメージが大きい手術をした後でも、今は在院日数の関係で退院せざるを得ない。開胸手術でも10日ぐらいで帰らざるを得ないケースもあります。

「この方たちは家に帰ったあとにどうしたらいいのだろう」というのが、私の中でモヤモヤッとしていて。

――それが地域看護につながるわけですね。

K　はい。

――具体的にその方策というと、やはり訪問看護などですか。

K　それも一つあると思うのですが、訪問看護は医療、治療がなお必要という方たちなんですね。そこから外れてしまっている方たちが問題なんです。

――訪問看護の対象にならない方たちですね。

K　本当に「勝手にやれ」という感じでポンと出されてしまっている…とまではいいすぎですが。もちろん退院支援という形で退院に向けての準備はしていくのですが、やっぱり十分ではなくて。実際家に帰ってやってみないと、自分がわからないということもわからないじゃないですか。だからそのあたりで何か支援策がないのかなという思いがあって。

手術直後は意識もなく、人工呼吸器を付けているような人でも、2、3日後には食事を始めたり、元気な人たちと同じことができる。見た目にはただ術後の傷があるという違いだけなんです。

——その方たちの不安というのは具体的にどんなイメージなのでしょう。

K　一つは再発の不安が大きいというのがあるのと、再発ではなくても「何か」が起きてしまうんじゃないかという漠然とした不安。

また本当にささいなことなのですが、たとえば「あまり重い物を持ち上げてはいけません」といわれたとき、じゃあどこまでが重い物なのか、とか。いろんなことで、すごくささいなこと。「外をたくさん歩いてください」といわれ、でも「過度な運動は控えてください」ともいわれて、そのへんの程度がわからない。

——確かにその部分のフォローはないですね。

K　ありません。明らかに医療的な処置が必要であったり、一人ではちょっと難しいという場合はいろんなサポートが入るのですが、そうではなくてポーンと帰されてしまって…。本人と、あとは家族もやっぱりどうしたらいいのかと。本当に細かいことまで聞いてくれる人もいるのですが、何かよくわからないまま帰ってしまうという人も結構いて、それが「閉じこもり」の原因になったりするともいわれています。

——その方たちというのは、やはり年配の方が多いのですか。

K　はい。若い方で50代もいますが、だいたい60代から70代です。

——つまり今制度として足りないものを作っていくというチャレンジが必要になりますね。

K　そうだと思います。

――厚生労働省など、そういうところを動かしていかないと…。

K　そうですね。

――では、今後は大学院をさらに進み、大学の教師になるのが目標になりますか。

K　はい。今のところはそう考えています。たぶん最終的に（厚生労働省などを）動かすためには、お金を絡めていかないといけない。かけた費用がいったいどういう効果があるか、どれぐらい意味があるのかを、研究として出していかなければいけないと思うのですが、まだそこまでは行っていません。

「最初は邁進あるのみ！」

武藤涼子さん（仮名）は8年間の病棟勤務後、看護学系の大学院に進んでいます。新人時代に陥りやすい悩みとその対応について語っていただきました。

●新人時代のストレスとその対処

――新人時代には、どういったことにストレスを感じていましたか。

武藤さん（以下M）　何もかもがストレスですが、たとえば学生時代には、1つの時間帯に2つ以上のことをするということは基本的にありません。実習のときには、1人の患者と1人の自分という関わりだったものが、何人もの患者を同時に受け持たなければならず、かといって個々を見ていかなければ患者さんにとって気分のいいものではありません。そういったタイムマネジメントの大変さは、ストレスでした。

――そういった課題はどんな形で解決されるのでしょう。

M　タイムマネジメントに関しての解決としては、ただただひたすら働いていたら、ある日突然できるようになったようなものだと思います。

――ストレスはどう解消されていましたか。

M　ストレスを解消するためには、同期と仲良くすることですね。

――うまくいかないことを相談するということではなくて、ということですか？

M　どうでもいい話ができる同期がいることがいい。

――仕事中だけではなくて、遊びに行ったり、飲みに行くことはいかがですか？

M　そうですね、それもありました。

●変わることを楽しめるようになる

——そのほかに、新人がぶつかる壁などについてお聞かせください。

M　病棟で働く看護師の環境には、毎日必ず変化があります。病棟のナースというのは人数が決まっていますが、その組み合わせが変わると雰囲気も変わります。日によってリーダーが替わることもありますし、もちろん患者さんもどんどん入れ替わっていきます。同じ患者さんたちが入院していても、自分の受け持ちが替わることもあります。それらの変化を、新人のうちはうまく受け止められないのではないでしょうか。

——まだ仕事をすべて覚えたわけではないのに、常に変化してしまうということですね。

M　はい。おそらく新人のうちは、毎日何かが変わることが苦痛なのですね。

患者が替わると、状態を一からもう一度整理し直して、薬も全部調べ直さなければいけない。だから最初のうちは同じ患者さんを受け持てるように工夫したりするのですが、最近は在院日数がどんどん短くなっていくので、そういうふうにしづらいのが現状です。新しい患者さんを受け持つということはすごく大変なことなのですが。また、同じ時間帯に勤務する先輩が替わるということがあります。ルーチンワークとして決められたことはあるのですが、人によってやり方の違いがどうしても生じてきます。そこで、昨日は別の人に違うことをいわれたということを気にしはじめると、本当にきついと思います。そうはいっても、最初のうちは目の前の仕事を一つずつこなしていって、邁進するしかない。

——最初は、あまりいろいろ考えないでがんばってみるしかない。

M　ある種のあきらめも大事です。病棟で働くのであれば、人が替わったりすることをネガティブにとらえないことです。

●自信がなければ先輩を頼る

――新人時代に体験したリアリティ・ショックというのはありますか。

M　人が死んでしまうということに関しては、学生時代も何となく想像があったし、死とは何かといった勉強がどうしても出てきます。あとは、人を殺すかもしれない恐さのほうが、働き始めてからの衝撃としては大きかったですね。自分は加害者になるかもしれないという怖さが、リアリティ・ショックという話ではありました。

「やるべきことをやれば、大丈夫」というところがわかってくると、少し楽になってくるのでしょうが、やるべきことがわからないせいで、これをやって果たして本当に害にならないのだろうか、先輩がやっていることと、自分がやっていることはきっと違うだろうといった不安があるんです。それがずっと気にかかると、かなりしんどいですね。

――そうした状況にある新人にもしアドバイスするとしたら、どうでしょう。

M　たとえ怒られたとしても、先輩に付いてきてもらう、横にいてもらう。その不安が、技術的に正しいかどうか自信がないという不安であれば。

――先輩に見てもらうしかないということですね。

M　そうですね。「1人でやりなさい」といわれるかもしれませんが、でもどうしても不安だったら横にいてもらって、やっていることが合っているという確信を得ていかないとだめですね。

――その場で見てもらわないとわからないですからね。あとで言葉で話してもだめということですね？

M　技術が身についていないことを怒られるのが怖くて見てもらうことができない。また自立心が強く、自分でやらなければと思って間違ったことをやってしまうという状況は、逆に怖いことなのです。

●ナースのメンタルヘルスへの取り組み

――ナースのメンタルヘルスに関して、最近の取り組みを教えてください。

M　新人に関しては、今、非常にどこの病院でも積極的に取り組みをしているのが現状だと思います。1年間で3回ぐらい、ストレスチェックをしたりしていると思います。

また、看護部長と話せる機会をつくっている病院もあります。師長など直属の上司を飛び越えて、上に直接話をしたいという新人もいたりします。そこで、看護部長とお茶を飲める時間をつくるなど、取り組みとしてやっている病院があります。

――病院側からそういった機会を提案しているわけですね。

M　そうです。1年に何回か話せる機会をつくる。また利害関係がないということで、たとえば副看護部長がいつでも相談に乗りますというスタンスを取ったり、いろいろ取り組みをしていると思います。

あとは、ご意見箱を置いておくというのは、広く行なわれています。そこに職場で感じていることを正直に書くのです。

——誰が書いたかだいたいわかってしまうこともあると聞きますが…。

M 無記名のものと記名のものと両方設けているところもあります。誰がいったのかがわかって欲しい訴えというのもあると思うので、そこは本人が判断します。無記名のものは、本当に利害関係のない看護部ではない部署、たとえば事務系の方が開けるようにしていたりします。

——逆に、書かれた人がショックを受けることもあると。

M そういったことに上の立場の人が慣れて行くことのほうが、今の時代にはいいのかなと思うときもあります。新人がうまく育ってくれて、ちゃんと働けるようになるのであれば、それも1つの方法なのかなという気もするのです。

「患者さんの生活を想像して、人を看る看護を」

江田優子さん（仮名）は看護師として病棟で勤務した後、現在は高齢者ケアに関する調査研究事業などを行なっています。新人ナースを取り巻く環境の過去と現在、医療の現場と教育の場の乖離《かいり》などについて話していただきました。

●高齢者施設での看護師の現状

——高齢者施設、たとえば老人保健施設、特別養護老人ホーム、グループホームであるとか、そういった施設に看護師さんがいるということがありますね。

江田さん（以下E） そうですね。病院で看護師が不足しているといわれているんですけれども、病院以上に深刻になっているのが、やはり高齢者施設なんです。それと在宅看護ですね。

——そちらでの看護師さんの数が少ないということですか？

E かなり少ないです。

病院の中で働いている看護師は夜勤がありますし、やはり病院での待遇といったところに一定のものがあります。それが施設になりますと、病院で夜勤をやってきたけれども、子供が生まれたり、結婚したりとかで、夜勤ができなくなったという状況の方が施設で働いていらっしゃる場合が実は多いんですね。

施設では、今、現在はオンコール体制ですので、夜勤はないところが多いんです。

——そうですか。ということは、つまり夜の場合は介護福祉士なり、ヘルパーの方がいて、看護師さんは一応、日中の仕事ということですか。

E　はい。夜間、何かあった場合は、オンコールで担当になっている人に連絡をするようなかたちになっています。ただそういった関係で施設によっても差はあるんですが、私がお話をうかがったところでは、やはり年収で見ますと病院で働いていた当時よりも、150万ぐらい下がるということです。

●看護師が不足していく原因

E　看護師不足の件ですが、どんな原因があるかというところあたりで、3つ原因があるのかなと考えています。

1つは、看護学校に入った時点で、看護師が自分にとってのこれから生きていく上での職業であるというように意識を強く持って入る人が、少なくなっているということがいえます。勉強もできるし、文章を書いたら上手に書けるんですけれども、看護という仕事に対する意欲の持ち方というのが、学生の時点でかつてと現在とではやはり違うように思います。

自分に意欲がすごくあったというわけではないのですが、私が看護学生のときに、やはりなぜ看護師になりたいのか、そういうことは書かされました。そして、書かされたり実習で患者さんに聞かれたときに、すんなり答えられるようなものがあったんですけれども、今は、違います。看護大学に進学する人は、手に職をつけられるとか、大学に落ちた人が看護学校へ行くとか、そういった傾向が多いというようなことを聞きました。

2つ目は病院の産科病棟でこういう新人の話があるそうです。終わらない仕事があって30分程度の就業時間を越えてしまった。その時間には、プリセプターが指導をしていた時間も含まれます。そこで新人が何をしたかというと、事務所に行って「タダ働きをさせるのか」ということをうったえたという話があるそうです。

これも数年前の感覚では考えにくいです。入職後1年間は、仕事ができないことで先輩に逆に迷惑をかけているという意識があったのが、今はもう違うということを聞いて驚きます。現在、新人の方たちは自己主張はできるわけですが、看護師の仕事に対する意識の違いがはっきりとあるな、と感じます。

3つ目は、かつては1つ上、2つ上の先輩がすごく先輩であって、自分が戸惑ったりとかどうしようかと思ったときに、先輩に相談ができていました。集団にするとちょっと怖いんですけれども、1対1になるとすごく丁寧というか。

夜勤で、ちょっとした休憩時間に夜食を食べたりとかする時間があるのですね。そういうときに、何か困っていないのとか。今、誰々さんがこういうふうになっているのはわかっているよ、とか。看護計画についてとか、時間を見つけて先輩のほうから、後輩がいえないだろうことをちゃんと見抜いてきて、突っ込んでくれていたように思います。でも今は、突っ込める先輩が少ないでしょうし、突っ込まれたとき怒られているという受けとめ方をする新人さんも多いみたいです。

決してそうではなくて、何か自分の持っているものを後輩に伝えていきたいという思いで、先輩は関わっているのでしょうけれども、それをやろうとすると、余計に人間関係がぎくしゃくしてしまう。だから結構、プリセプター制度というところも難しいわけです。プリセプターをやったがために、その年度末に、プリセプターの当人が自分が辞めますという人もいる、というようには聞きます。

●看護師に必要な「人間関係を築く能力」

――今のお話を聞いて思うのは、看護師はかつてはいわば職人的というのか、特殊な専門職なので、上の人から学びながら仕事をしていく要素があったのに、いまは多くの仕事のうちの一つとして捉えられているような気がします。この間にどういった変化があったのでしょうか。

E 医療がどんどん進んでいて、看護師に対して求められるものが、すごく大きくなっているんですね。もちろん目の前にいる患者さんを中心として、家族も含めた看護を提供しますというのはあったんですけれども、昔はもう少し家族が外側にいたということです。目の前にいらっしゃる患者さんの看護に対する家族の介入の仕方が変わってきて、職場内の人間関係でも戸惑っているのに、さらにそのほかの人間関係で戸惑ってしまっている、新人の看護師さんが多いのかもしれませんね。

そして、やはりそれをサポートできる人が少ないのではないかなと思います。コミュニケーションについて、ロールプレイなどいろいろな教育というのはあるわけですけれども、やはり現場に出てみるとすごいギャップがあるわけですね。また現場というのは実習とも違います。実習では現場に指導者がいて、学校の先生もサポートしながらになりますので、学生たちはすごく守られていますからね。

ですから逆に自分自身が看護師をずっとやっていて思ったのは、看護師というのはすごく人間関係を築いていくのが下手だなということですね。やはり対人関係のコミュニケーションに関する教育の内容というのが、すごく足りないと思います。

●コミュニケーション能力を高める教育を

——医学的、専門的なことで学ばなければならない量がものすごく多いのかなという気がするんですけれども、いかがですか?

E それは確かにありますよね、限られた時間の中ですべてを網羅しなければ国家試験は受けられないということがありますからね。

ただ、現場で覚えることというのはたくさんあります。スキルの部分では同じ処置にしても、病院ごとに多少手順が違ってくる部分があるんです。そこでのやり方を覚えるということになりますので、勉強の段階で基本的な部分がわかっていれば、それを応用していくことになるんです。

その現場で教えてもらいながら育っていくにしても、先輩を真似て学ぶといいますか、見ながら学んでいくときに、人と人とのコミュニケーション、つまり先輩との人間関係がきちんと保てなければ、教えてもらうこともできませんよね。

学生さんの指導に入っているときの経験を振り返って思ったのは、学生さんに一生懸命教えたいことはいっぱいあるわけです。それで教えよう教えようとするんですけれども、そうやって教えようしたことが、相手には「また今日も指導者に怒られた」と受け取られてしまうということがありました。だから、人への言葉とか伝え方というのは、伝えていく側のコミュニケーション能力というのもすごく大きいんだ、ということを経験したわけです。

そのことから考えると、きっと新人看護師のコミュニケーション能力だけが問題なわけではなくて、受け入れて教えている先輩の側のコミュニケーション能力というのも、やはり足りないのかなと思います。新人教育の過程で、そこがやはり足りないのではないかと思います。

●自分のやりたいことができる場所で働けるか

――最初にどこかに配属されて、次に希望を出せるのはどこの段階ですか。3年ごとぐらいですか？

E だいたい3年ぐらいで希望が出せますね。病院によって違うと思いますけれども。もちろん毎年人事考課的や目標管理などのデータから、例えば「19年度を振り返って、20年度は自分はどういう目標を持ってやっていきますか」ということをだいたい12月ぐらいまでにやると思います。そこで、自分が来年は何をやるのかをはっきりします。自分が来年は何をするのか明確になるのです。中には、この時点でやめるということを考える人がいないわけではありません。

――そこはやはり専門職ですね。普通ではそんなふうにはなかなか考えない。国家試験の専門職だから、そこに絶対にいなければいけないということはないわけですね。

E そうです。看護師は今、自分がいるところに自分のやりたい、目標にできるものがないとしたら、やはりそういうものをやっている医療機関に移りますね。

たとえば、大学病院あたりになりますと、近隣の病院、診療所などとの連携強化を図る地域連携をしています。地域連携室とか総合相談室みたいなものはあるんですけれども、実際に訪問看護については、サービスとして持っていないわけです。

最近、新人の看護師で在宅看護をやりたいという人が多くなっています。看護学生が地域の実習をして、家で生活されている患者さんの看護を体験しますと、すごく在宅への、訪問看護への希望があるらしいんです。

ただ訪問看護自体が最低5年ぐらいは経験してから、ということになっています。ところが実際に5年経験しているうちに、やはり病院がいいと思う人もいるでしょう。また看護学生の中にはまず大学病院に入って、大学病院の中である程度経験を積んで、経験を積んだので在宅看護をやりたいという人もいるようです。でも大学病院の中には在宅看護がないから、そういうものを持っている病院に移動するという人はいますね。

——その学生の方で訪問看護を希望する人が多いというのは、どういうことを背景としているのでしょうか？

E　訪問看護ステーションでは学生さんの実習を受け入れていました。学生さんは病院にいらした患者さんが、地域・家に帰られたときの継続看護を実習することができるわけです。その時に学生さんはやはり病院での実習では見ることができなかった患者さんの姿であるとか、言葉を聞いたという経験があるために、在宅への希望を強く持つようになる。

——つまり、入院中の病院の中での関係よりは、もっと本当にその一人ひとりに対して、向き合いたいという看護学生が結構増えてきているということですか。

E　そういう学生時代の経験を大事にしたいと思って病院に入職したとしても、なかなか同じことはできないのですけれども。

——訪問看護では、一人の人を専門に看るということが大事ですよね？

E　今、在宅看護は重要視されてはいるんですけれども、やはり看護師にとっての負担はかなり大きいんです。限られた人数の中で動かなければいけないですからね。だから学生時代に在宅看護をやりたい、訪問看護をやりたいと思って病院で経験を積んだあと訪問看護へ移った人でも、やはり訪問看護は大変だったということで、病院に戻る人は多いのです。訪問看護ステーションも、なかなか今は厳しいわけです。結局、どこも厳しいという言い方になってしまうんですけれど。

●外科向き・内科向きについて

——外科と内科の違いというと、短距離ランナーとマラソンランナーの違いのようなイメージも受けるのですが、看護師によって向き・不向きというものが科によってあるのでしょうか。

E でも、たとえば、のんびりしている人は外科に向かないというわけではないですね。やはりその中に入って経験していくうちに、最初は自分は内科系だと思っていたけれども、やってみると外科系だったという人ももちろんいるのです。こればかりは、実際にやってみないとわからないというのが正直なところです。ただ、内科系も外科系も、常に患者さんの入退院を見ているところなので、患者さんと向き合う時間があります。

それを考えると、手術室というところは、またちょっと特別な環境になるかと思います。結局、患者さんも手術の時間に来られて、麻酔がかかっている状態で出ていかれるわけですね。手術室に入った時点で、前投薬でちょっとぼうっとした状態で来られますし、手術室の看護師というのはもうマスクをして、もう目しか見えていない状況ですから、そういった意味では患者さんとの関係は、また少し違うかなと思います。

——手術室を希望される看護師は結構多いんでしょうか。

E　最初から手術室を希望する人っていうのは少なかったと思います。

――ただ、専門度は高いから、いちばん「すごい」みたいなイメージがありますが？

E　そうですね。ただ、手術室に長くいらした看護師が病棟勤務に移ったときに、やはりなかなか難しいということは、かなり多かったみたいです。器械への対応は上手ですし、器械の名前は全部覚えていますけれども、じゃあ、病棟で患者さんと向き合った時にどうかとなると、そこのあたりが難しい…。

●希望する科に行けない場合

――入職した時に希望したところに行けないということは、ままあるわけですよね。そこでちょっとストレスになる場合もあるんじゃないかと思うんですけれども、いかがでしょうか？

E　たとえばある1年生で精神科に入ったという看護師の例なのですが、精神科というのは、注射をしたりとか、切った貼ったということは当然、めったにないわけですね。薬の使い方であるとか、薬の内服確認などや、いかにその方にとって療養の環境を整えるかというところが、いちばん大きな看護になってくるかと思います。

そういった点でほかの科を希望している人の場合には、やはり技術を覚えられないというストレスはすごくあるようですね。「私はこのままでは将来、違う科で看護師としてやっていけない」、というようなストレスとして持ってしまうようです。それで結局3カ月ぐらいの時点で、外科に行かせてくれという希望は出したけれども、看護師の人員の配置というのは人数が決められていますので、希望が通らなくて、そこを1年で辞めたという人もあります。

●病気を看る看護と人を看る看護

――医療の高度化が進む中で、高度化すればするほど、ちょっとでも気を抜くと、ミスが起こりやすいと思うんですけれど、そういった病気（疾患）を看る立場と、ナイチンゲールではないですが、人（病人）として看る立場の両方のバランスをとるのがむずかしくなっている気がするのですが？

E そうですね。病気を中心となって診るのは医師でいいと思うんです。看護師はやはり医者ではないので、病気ももちろん看ますけれども、人として看ていけるのが看護師の大きな役割だと思っています。病気を診ている医師の補助はもちろんします。でも、今、現役時代を振り返ると、本当に私自身も患者さんの生活という視点がなかったという反省を持ちますね。

もちろん、病気を治して1日も早く退院していただきたいという思いもあるにはあるんです。でもその方が、たとえば家で何時に起きて、どういう生活をしていましたかっていうのは、入院時のアネムネーゼで情報として聞いてはいるんですけれども、そのあとの看護の際にそれをきちんと頭に入れて対話していたかというと、今考えれば、それは本当になかったなと思うのです。

今、目の前にある症状だけを看て、痛いですか、痛くないですか、どうですかとたずねる場面があるとします。その日がたとえば節分の日が近くなっているとすると、豆まきのことが頭の中にあって、ちょっとした会話の中にその方が家にいらっしゃるときに、どういうふうに豆まきをやっていましたかというようなところまで想像力を働かせての会話までは、どうしてもいかないわけです。「節分が近いですね」、で終わってしまう。

そうすると、患者さんもそこで話が終わってしまう。うまく言えないんですけれども、看護師としてその方のことを知ろうとはしているんですけれども、結局知ろうとしているのはすべて病気のほうなんです。

——そうですね。

E 病気のことだけを看るのであれば、それは医師でいいんですよね。看護師はミニドクターになる必要はないわけなんですが…。

——看護師の方それぞれの考え方の違いもあるかもしれませんけれども、やはりそこはある程度コンセンサスとしてはあるんでしょうか?

E それは看護師によって、ちょっと差はあると思いますね。

——違う考え方というか、もっと高度な看護という部分でやるという方向の人もいるのでしょうか。

E 現場にいた頃を思い出すと、患者さんが、今は病院の中で白い壁に囲まれて、ベッドの上で生活をしていただいているけれども、とにかく1日でも早く帰ればいいから、という感覚があると思いますね。

「患者さんを中心とした看護を提供しましょう」ということを言うんですけれども、それは当たり前のことなんです。何もわざわざ言う言葉ではない。患者さんが中心にいて当たり前なのです。それをホントにすごくよく使っていますね。

でも、看護師は新人も含めて、すべて、「自分がやった看護を評価して、それにちゃんと患者さんの状態に合っているか」という基準でやっているのかなという気がします。

だから今も看護計画とかで、患者さん中心とか、介護の中でも利用者中心というふうにいいますけれども、それについては言葉に出すまでもなく、当然でしょうということです。そこから先の想像力が問題なんだと、今だからそういうふうに思います。

●医師との関係で生まれるストレス

——看護はどうあるべきかということが、どんどん考えられてくると、どうしたって、看護は効率やお金のためだけにやっていることではないというような要素が増えてきて、現実とあるべき理想とのギャップがストレスになるようなことがあるかと思います。もしかしたらそれはいい意味でのストレスかもしれませんが、そのあたりはどうでしょうか。

E　ある病院で教育の担当をさせていただいた時期がありまして、そのときにプリセプターの研修や新人の研修を担当させてもらっていたんですね。

やはり、新人の方というのは、まだ入職して数日経ったぐらいですので、まだすごく元気なんです。まずは目標に向かって突き進んでいる感じですね。対照的にプリセプターで入職して2年目、3年目という人たちは、何といいますか、すごく元気がないというか、本当にストレスを抱えているんだなと感じました。その場合、そのストレスの原因でいちばん大きいのは、医師との関係なのではないのかなと感じました。

みんながそういうわけではないですが、あくまでも医師の配下に看護師がいるというようなかかわりの医師というのが多いわけです。一緒に考えてみよう、看護師が何かいったときに、「それはいい考えだね」といってくれるような医者は残念ながらまだまだ少ないと思います。

——それこそ医師の教育の中にそれが組み込まれていかないと非常におかしくなりますね？

E 看護師も含めて医師など医療従事者は、コミュニケーション能力というのが不足しているかもしれません。

——医師の場合は、より病気の部分だけをやるという教育を受けてきているわけでしょうからね？

E 入院時に、患者さんは病気についての説明などを何回も受けているわけですね、医師が本人と家族にしています。その際に医師は患者さん、家族の方に「今お話したことで、何かわからないことはないですか」というふうに確認をするんですけれども、家族は「わかりました」って納得したように見せて病室に戻って、同席していた看護師が「お話はわかりましたか？　大丈夫ですか？」と確認すると、半分ぐらいしか理解できていないみたいなことは多いですね。

そういう状況の中で、医師との関係にかかわるストレスは起きるのかなと思います。看護師、特に新人の看護師は医師に対して自信がないからなにも言えません。

医師になって1年生という人がいるわけですから、経験もあまりないわけです。しかし、そういう人たちに対して「なんかおかしいな」と思っても、やはりそれもいえないわけですね。やはりそれは看護師にとっては、大きなストレスになると思います。

結局、自立した看護師を目指してやっていても、医師に何か常に指示命令されていくみたいなところは大きなストレスとなるはずです。そこですごく元気な新人看護師たちは入って3カ月、6カ月、9カ月ぐらいの中で、ストレスを抱える段階というのが来ると思うんです。これに対して入職2年目あたりの看護師は、私たちが2年生であった当時より、おそらくストレスが大きいのだと思います。

昔は考えてみると、たぶん我慢をしていたんだと思います。自分でやはり看護師になりたいと思って看護師になって、そして現場に入ったということがあるものですからね。そして先輩たちもそうやって我慢してやっているよねっていうのを見ているから、自分たちも我慢することができたんだと思いますね。その点で今の看護師のほうがストレスは大きいのではないでしょうか。

【参考文献】

『おたんこナース』1～5　佐々木倫子・絵　小林光恵・原案　小学館文庫
『ナースな言葉』　宮子あずさ　集英社文庫
『感情と看護』　武井麻子　医学書院
『ひと相手の仕事はなぜ疲れるのか』　武井麻子　大和書房
『ほんとはこわい「やさしい」社会』　森真一　ちくまプリマー新書
『日本はなぜ諍いの多い国になったのか』　森真一　中公新書ラクレ
『看護婦ほどオモロイ商売はない』　朝倉義子　雲母書房
『知っているときっと役に立つ看護の禁句・看護の名句』　前原澄子監修　黎明書房
『図解でわかるナースのためのエキスパート仕事術！』　照林社
『ナイチンゲール言葉集』」　薄井坦子編　現代社
『看護覚書　改訳第６版』　ナイチンゲール　薄井坦子訳　現代社
『やさしい看護理論』　城ヶ端初子　メディカ出版
『基礎看護学１』　山崎智子監修　金芳堂
『基礎看護学　総論編』
『新しい交流分析の実際』　杉田峰康　創元社
『交流分析のすすめ』　杉田峰康　日本文化科学社
『交流分析――心理療法における関係性の視点』　ヘレナ・ハーガデン、シャーロット・シルズ　日本評論社
『ナースのためのアサーション』　平木典子・浜崎達夫・野末聖香編著　金子書房
『アサーション・トレーニング』　平木典子　日本・精神技術研究所
『ナースのためのコーチング活用術』　柳澤厚生編著　医学書院
『クリティカル・シンキングと教育』鈴木健・大井恭子・竹前文夫編　世界思想社
『クリティカルシンキング入門篇』　E・B・ロゼックミスタ、J・E・ジョンソン　北大路書房

田川克巳（たがわ・かつみ）
1953年東京生まれ。早稲田大学政治経済学部政治学科卒。出版社・編集プロダクション勤務を経て1997年、有限会社オフィスピスタを設立し取材、執筆、編集に当たる。日刊ゲンダイ書評、田舎暮らし誌創刊、病院情報誌取材、団塊世代情報誌取材、経営戦略誌取材などを行う。"心"というテーマに強い関心を持ち活動する。仕事術、経営論などの取材でも活躍中。
著書に『介護福祉士になりたい人の本』『技術職だからできる定年後の仕事選び』（以上、ぱる出版）『雑学！五七五クイズ知ってなっと句 季節のことば』（ワニマガジン社）。文庫の共著多数。

よくわかる 新人《しんじん》ナースの仕事《しごと》のしくみ

2008年５月８日　初版発行

著者　田川克巳
発行者　奥沢邦成
発行所　株式会社 ぱる出版

〒160-0011　東京都新宿区若葉1-9-16
03(3353)2835—代表 03(3353)2826—FAX
03(3353)3679—編集
振替　東京 00100-3-131586
印刷・製本　中央精版印刷(株)

ISBN978-4-8272-0417-9 C0034